면역력을 높이는
효소건강법

면역력을 높이는
효소건강법

김태호 지음

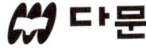

머리말

아직도 풀리지 않은 숙제

우리는 지금 하루가 다르게 변모하는 21세기 과학 만능의 시대를 살고 있지만, 아직까지 과학의 힘으로 작은 풀씨 하나 만들었다는 과학자가 없습니다. 의학적으로 보더라도, 세균성 질환이나 외과적 질환에 대한 치료는 눈부신 발전을 거듭하고 있으나 대사성 질환인 난치병을 완치할 수 있는 의술을 개발했다는 얘기는 아직까지 없습니다.

인간의 한계인지 학문의 한계인지는 알 수 없지만, 그래도 우리가 경이롭고 신비로운 생명을 유지해가면서 여기에 대한 다각도의 연구 활동을 하고 있다는 것은 그나마 희망이 있는 일입니다. 그러나 지금의 현실을 보면 마냥 이대로만 가서 해결될 일은 아닌 것 같습니다.

과학 발전의 부산물에 의한 공기 오염, 토양 오염, 수질 오염, 식품 오염 등의 역작용으로 과학의 발달이 무색할 만큼 확산되는 환경 파괴와 새로운 희귀 난치병이 날이 갈수록 만연하고 있습니다. 이런 현실을 해결하지 못하고 그냥 간과한다는 것은 더 큰 화를 자초할 수 있으며, 이 대책 없는 악순환의 고리가 언제나 끊어질지 그저 요원할 뿐입니다.

히포크라테스도 "병을 낫게 하는 것은 자연치유력의 힘이며, 미래의 의사는 약으로 질병을 다스릴 것이 아니라 환자의 체질과 영양 그리고 질병의 원인과 예방에 주의를 기울여야 될 것"이라고 원인요법을 강조했지만, 아직까지도 현대의학은 화학 약품 일변도의 대증요법에서 탈피하지 못하고 있습니다.

실례로 당뇨 치료를 위해 병원에 가면 먼저 혈당강하제를 처방한 뒤 칼로리를 제한하고 운동을 하라고 합니다. 그래도 효과가 별로 없으면 인슐린을 처방하여 혈당 수치만 잡으려고 하는데, 이것이야말로 수치만 내리려는 전형적인 대증요법입니다.

당뇨는 췌장에서 인슐린 분비가 원활하지 못하거나 세포에서 인슐린을 수용하지 못하여 생깁니다. 그렇다면 췌장에서 인슐린을 잘 분비할 수 있도록 해주거나 세포에서 인슐린을 잘 수용할 수 있도록 해주어야 할 텐데, 현대의학에는 그 방법이 아직까지 없는 것 같습니다.

췌장은 인슐린과 소화효소 등 여러 가지 효소를 가장 많이 생성시키는 장기입니다. 그러므로 인슐린과 소화효소 등이 잘 생성될 수 있도록 췌장의 기능을 개선시키거나 외부에서 효소를 충분히 공급해주면 췌장에서 필요한 소화효소의 양을 그만큼 절약할 수 있는 것입니다.

러시아의 과학자 메치니코프는 노화와 질병의 근본적인 원인이 '장내 유해(부패)균이 만든 독소'라는 것을 밝혀 노벨의학(생리학)상을 받았습니다. 이 이론을 기초로 장내 유해균을 죽이기 위해 개발된 것이 항생제입니다.

그로 인해 항생제가 장내 유해균을 죽이는 획기적인 전기를 마련하기는 했지만, 생명의 근원인 효소를 만드는 장내 유익균마저 죽이게 됨으로써 '약 주고 병 주는' 악순환의 연속이 반복되고 있습니다. 그렇다면 장내 유익균은 활성화시키고 장내 유해균만 없애는 물질은 없을까요? 그것이 바로 이 책에서 말하는 '효소'입니다.

우리가 살아가면서 빨리 노화하고 질병이 자주 찾아온다면 장내 유해균이 득실거린다는 증거이며, 젊음을 유지하고 건강하게 살아간다면 장내 유익균이 우세하다는 증거입니다. 유해균을 물리치고 체내의 유익균이 온전히 보존되려면 효소라는 병사들이 출동하여 백혈구라는 무기로 외부에서 침입한 유해균들을 물리쳐야 합니다.

현대의학의 한계는 어느 한 곳의 질병을 치료하면 다른 한 곳에서 또 다른 질병이 생기게 마련이라는 데 있습니다. 이것은 풍선의 논리와 같습니다. 풍선의 어느 한 부분이 부풀어 튀어나왔을 때 그 부분을 손가락으로 누르면 튀어나온 부분이 들어갑니다. 하지만 또 다른 부분이 튀어나오게 마련입니다. 그렇다면 이런 경우 어떻게 하면 될까요? 풍선 속의 공기를 약간 빼면 됩니다. 이와 마찬가지로 원인을 제거하면 질병은 저절로 사라지는 법인데, 전체를 보지 않고 부분만 해결하려고 하는 현대의학의 대중요법으로는 악순환만 반복될 뿐입니다.

졸서이지만 이 책을 통해 효소의 중요성을 다시 한 번 더 확인하고 효소와 늘 함께하는 습관을 생활화하여, 지금까지의 대중요법에서 벗어나 효소를 통한 원인요법으로 많은 사람들에게 도움이 되었으면 하는 바람입니다.

효소에 대해 하나씩 알아가면서 그 기적의 힘에 놀라고 있는 사람이 생활 속에서 체험한 것들을 모아 외람되게 책으로 만들었습니다. 글 쓰는 재주가 없어서 문맥이 딱딱하고 어색한 곳도 있을 것입니다. 글 쓰는 전문가가 아님을 이해하면서 읽어주셨으면 좋겠습니다. 끝으로 이 책이 출판되기까지 수고해주신 '도서출판 다문'의 김승빈 사장님께 감사를 드리고, 많은 관계자 여러분께도 심심한 사의를 표합니다.

2013년 3월
김태호

목차

머리말 – 아직도 풀리지 않은 숙제 | 김태호 · 4

1장 – 면역력 이야기

1. 면역력이란 무엇인가 · 14
2. 자연요법이란 무엇인가 · 15
   1) 정신요법 · 17   2) 식이요법 · 21   3) 운동요법 · 22
   4) 온열요법 · 23   5) 바른 생활습관 · 24
3. 면역력을 높이는 효소 · 25
4. 면역력을 높이는 미네랄 · 26
   1) 칼슘 · 27   2) 칼륨 · 27   3) 셀레늄 · 28
   4) 게르마늄 · 28   5) 마그네슘 · 28   6) 아연 · 29
   7) 크롬 · 29   8) 나트륨 · 29   9) 유황 · 29
   10) 철 · 30   11) 인 · 30   12) 요오드 · 30
   13) 망간 · 31   14) 염소 · 31   15) 구리 · 31
   16) 코발트 · 31   17) 규소 · 32
5. 면역력을 높이는 비타민 · 32
   1) 비타민B_1 · 35   2) 비타민B_2 · 36   3) 비타민B_3 · 36
   4) 비타민B_5 · 36   5) 비타민B_6 · 37   6) 비타민B_9 · 37
   7) 비타민B_{12} · 37   8) 비타민B_{15} · 38   9) 비타민B_{17} · 38
   10) 비타민C · 38   11) 비타민H · 38   12) 비타민A · 39
   13) 비타민D · 39   14) 비타민E · 39   15) 비타민F · 40
   16) 비타민K · 40   17) 비타민U · 40

6. 면역력을 높이는 섬유질 · 40

    1) 불용성 식이섬유 · 43   2) 가용성 식이섬유 · 43

7. 효소 · 미네랄 · 비타민 · 섬유질이 풍부한 식품들 · 44

    1) 곡식류 · 44   2) 채소류 · 53   3) 해조류 · 어패류 · 67

    4) 버섯류 · 72

2장 – 효소 이야기

1. 우리의 생명은 이렇게 이어가고 있다 · 78
2. 대사란 무엇인가 · 82
3. 효소란 무엇인가 · 83
4. 효소는 생명의 불씨이다 · 86
5. 21세기는 효소의 시대이다 · 87
6. 효소의 6대 작용 · 88

    1) 소화 · 분해 작용 · 88   2) 흡수 · 배출 작용 · 88

    3) 혈액 정화 작용 · 88   4) 세포 부활 작용 · 89

    5) 항염 · 항균 작용 · 89   6) 해독 · 살균 작용 · 89

7. 효소의 종류 · 89

    1) 잠재효소 · 90   2) 먹거리효소 · 92

8. 잠재효소의 생성량은 한정되어 있다 · 93
9. 먹거리 효소 식품에는 이런 것들이 있다 · 94

    1) 날먹거리 · 94   2) 발효 식품 · 95   3) 산야초 발효액 · 95

    4) 농축효소 식품 · 96   5) 농축효소 식품과 산야초 발효액의 차이점 · 98

10. 효소는 열에 약하다 · 98
11. 화식에는 효소가 없다 · 100

12. 장내 유익균은 건강을 지키는 파수꾼 · 102
13. 효소를 많이 소모시키는 것들 · 103
14. 잠재효소를 아껴라 · 104
15. 병이 나면 소화기관을 쉬게 하는 것이 좋다 · 105
16. GPT · GTP · GOT 수치란 무엇인가 · 107
17. 병원약과 한방약의 한계 · 108
18. 효소를 매일 섭취하면 어떤 질병도 물리칠 수 있다 · 110
19. 효소의 역가란 무엇인가 · 112
20. 농축효소 식품 · 112

   1) 호전 반응이란 무엇인가 · 112

   2) 일시적인 호전 반응의 증상들 · 114

   3) 집에서 간단히 할 수 있는 효소 활성 실험법 · 115

   4) 효소의 활성치를 실험한 사진 · 116

21. 산야초 발효액 · 118

   1) 발효란 무엇인가 · 118

   2) 효모란 무엇인가 · 119

   3) 재료의 수가 발효액의 질을 결정하는가 · 121

   4) 발효액에 들어 있는 설탕이 건강에 나쁘지는 않은가 · 122

   5) 오래 발효 · 숙성할수록 좋은 발효액인가 · 123

   6) 좋은 발효액이란 어떤 것인가 · 124

3장 – 산야초 발효액 만들기

1. 준비물 · 130
2. 발효 용기 소독법 · 133
3. 재료의 손질 · 134

4. 계량, 혼합, 용기에 담기 · 134
5. 발효시키기 · 136
6. 숙성시키기 · 137
7. 보존, 음용하기 · 137
8. 여러 가지 산야초 발효액의 종류 · 139

  1) 마늘 발효액 · 139
  2) 양파 발효액 · 140
  3) 모과 발효액 · 141
  4) 생강 발효액 · 141
  5) 여주 발효액 · 142
  6) 오디 발효액 · 143
  7) 매실 발효액 · 144
  8) 인삼 발효액 · 145
  9) 다래 발효액 · 146
  10) 머루 발효액 · 147
  11) 석류 발효액 · 148
  12) 천년초 발효액 · 148
  13) 질경이 발효액 · 149
  14) 민들레 발효액 · 150
  15) 복분자 발효액 · 151
  16) 산수유 발효액 · 152
  17) 오미자 발효액 · 153
  18) 구기자 발효액 · 154
  19) 솔방울 발효액 · 155
  20) 표고버섯 발효액 · 155

4장 – 효소로 건강을 되찾은 사람들

- 마음대로 먹어도 다이어트에 자신이 생겼어요 | 김경아 · 160
- 만병을 다스리는 효소의 신비 | 이창수 · 164
- 효소를 먹은 지 2년 만에 암이 없어졌어요 | 함윤섭 · 167
- 그 지긋지긋하던 아토피로부터의 해방 | 정선희 · 171
- 당뇨병을 물리친 효소 이야기 | 강정순 · 174
- 혈압 약과 심장 약을 쓰레기통에 버리고 | 최형철 · 177
- 위궤양 · 대장염 · 당뇨 · 고혈압의 굴레에서 벗어나다 | 조순애 · 182
- 나의 천사가 내 인생을 바꿔줬어요 | 박정근 · 186

1장
면역력 이야기

1. 면역력이란 무엇인가

질병을 예방하고 스스로 고치려는 힘, 즉 내 몸을 스스로 치유하는 능력을 면역력이라고 합니다. 모든 생명체는 자연적으로 태어나서 자체적인 자동 조절 시스템인 항상성恒常性에 의해 면역력을 높여 생명이 유지되고 있습니다. 그런데 이 자동 조절 시스템은 체내의 환경 조건이 정상적으로 유지되었을 때 진가眞價가 발휘되는 것이지, 그 환경이 파괴되면 자동 조절 시스템도 무너지고 면역력이 떨어집니다.

골절이나 부상, 염증 등 세균이 침투하는 외과적인 질환에서는 현대의학의 눈부신 발전으로 거의 완치에 가까운 성과를 거두고 있지만, 신경계·혈관계·소화기계 등 내과적인 대사 관련 질환은 모든 것이 자율신경계에 의해 자동으로 이루어지기 때문에 현대의학으로는 한계가 있습니다.

전쟁에서 아군과 적군이 있듯이, 우리 몸에는 항상성을 유지하려는 '면역력'이라는 아군이 있습니다. 이 면역력이라는 아군이 외부에서 침입한 유해균이나 내부를 교란시키려는 적군을 물리쳐 건강한 체력을 유지하게 해줍니다. 그 예로서 상한 음식이나 유해균이 체내에 들어오면 구토와 설사를 일으켜 적군을 외부로 강제 배출시킵니다.

또한 날씨가 추우면 몸에서 열이 나게 하고, 더우면 땀을 나게 하여 적정한 체온을 유지시켜 신체의 항상성을 이어갑니다. 영양이 필요하면 허기를 느끼게 하고, 피로하면 졸음이 오게 하며, 소화가 끝난 음식물의 배설물이 장기에 차면 화장실에 가게 합니다. 골절이나 외상, 염증 등으로 세균이 침입하면 백혈구가 출동하여 적군인 세균을 물리칩니다.

이렇게 인체는 정교한 자동 조절 시스템으로 운용되고 있는데, 이 자동 조절 시스템에 고장이 생기면 자가 면역력이 저하되어 당뇨 · 고혈압 · 중풍 등 온갖 질병이 나타나는 것입니다. 그런데 이 자동 조절 시스템에 고장이 났을 때에는 어떻게 해야 될까요? 이 경우 수동으로 조절해주어야 하는데, 이 수동으로 조절하는 방법을 자연요법이라고 합니다.

2. 자연요법이란 무엇인가

자연요법이란 물이 흐르듯 강제가 들어가지 않은 방법입니다. 즉, 올바른 생활습관을 말하는 것입니다. 풍선에 공기를 불어넣으면 풍선의 표피가 얇은 부분이 튀어나옵니다. 이때 그 부분을 손가락으로 누르면 튀어나왔던 곳이 들어갑니다. 그러나 손가락을 떼면 들어갔던 부분이 다시 튀어나옵니다. 이것은 강제요법입니다. 자연요법은 풍선 속의 공기를 약간 빼주어 튀어나왔던 부분이 제자리로 돌아가게 하는 것입니다.

지금의 현대의학 치료 방법은 대부분 강제요법입니다. 강제요법은 대증요법으로 부분만 치료할 뿐 전체를 치유하는 완전한 원인 치료가 아닙니다. 올바른 생활, 즉 자연요법은 당뇨뿐만 아니라 어떤 질병에도 해당되는 것으로서 건강한 사람들도 자연요법을 생활화하면 각종 질병을 예방할 수 있습니다.

그런데 자연요법도 체질에 따라 다릅니다. '세상에 이런 일이'라는 TV 프로그램을 보면 커피만 먹고 사는 사람이 있는가 하면 식용유만 먹고 사는 사람, 설탕만 먹고 사는 사람, 소주에 밥을 말아 먹는 사람, 하루 종일 담배를 물고 사는 사람 등 별의별 사람들이 다 있습니다. 일반 사람들이 그렇게 따라 했다가는 하루도 넘기지 못할 터이나 체질이 서로 다르기 때문에 그런 일들이 가능한 것입니다.

감기도 어떤 사람은 일주일 만에 낫는가 하면, 어떤 사람은 한 달이 지나도 낫지 않는 경우가 있습니다. 병원약 역시 같은 약을 처방했는데도 어떤 사람에게는 효과가 있고, 어떤 사람에게는 효과가 없습니다. 질병 관리도 개개인의 체질에 따라 관리 방법이 달라야 하기 때문에 누구에게나 일률적으로 '이 방법이 좋다, 저

방법이 좋다'라고 단정할 수 있는 정답은 없습니다. 자기가 자기를 임상 대상으로 하여 자기 체질에 맞는 맞춤관리 방법을 스스로 찾아야 합니다.

자연요법은 정신요법·식이요법·운동요법·온열요법의 4가지로 대별할 수 있습니다. 이 4가지 요법의 비중을 살펴보면 정신요법 40%, 식이요법 30%, 운동요법 20%, 온열요법 10% 정도인데, 세부적인 방법은 체질에 따라 각각 다르기 때문에 천차만별입니다.

예를 들어 같은 음식이라도 어떤 체질에는 맞고, 어떤 체질에는 맞지 않는 경우가 허다합니다. 운동도 비만 체질과 야윈 체질에 따라 어떤 사람은 가벼운 운동이 좋고, 어떤 사람은 격한 운동이 좋을 때가 많습니다.

1) 정신요법
―마음 다스리기: 스트레스를 줄이고 마음의 평화를 유지하자

정신요법의 핵심은 마음의 안정과 스트레스 해소, 즉 '마음 다스리기'입니다. 적당한 스트레스는 자극과 긴장감을 유발하여 우리가 건강을 유지하는 데 윤활유와 같은 역할을 하지만, 지나친 스트레스가 만병의 근원이라는 것은 삼척동자도 다 아는 사실입니다.

과다한 스트레스는 아드레날린을 너무 많이 분비하게 하여 우

리 몸을 산화시키고 노화시키는 활성산소를 다량으로 발생시킴으로써 혈액이 산성화되도록 합니다. 이렇게 되면 백혈구의 기능이 떨어지고 면역력이 저하되어 당뇨·고혈압·아토피·심혈관 질환·신경계 질환 등 각종 만성 질환이 유발됩니다.

전쟁을 끝내면 평화가 오고, 질병을 막으면 건강이 오듯이 자연의 법칙은 원인을 바로잡으면 만사가 해결됩니다. 질병의 첫 번째 원인이 스트레스입니다. 그래서 스트레스를 잘 다스리면 모든 질병으로부터 해방될 수 있습니다. 그러려면 질병에 끌려 다니지 말고 질병을 끌고 다녀야 합니다. 술에 끌려 다니면 처음에는 사람이 술을 마시지만 나중에는 술이 사람을 잡습니다. 이와 같이 질병에 끌려 다니기만 한다면 언젠가는 질병으로 인해 목숨을 잃게 됩니다.

특히 활성산소 제거에는 효소가 대량으로 소모되기 때문에 이로 인해 노화가 촉진되고, 이미 가지고 있는 각종 질환도 치유가 어려워집니다. 그러므로 스트레스를 줄여 항상 여유롭고 평온한 마음을 가지는 것이 무엇보다 우선이며 중요합니다.

과로 또한 피로를 만들며, 피로가 누적되면 생체리듬을 교란시키고 면역력을 떨어지게 하여 많은 효소의 낭비로 각종 질병이 유발됩니다. 때로는 급성 사망을 일으킬 수도 있으니 과로로 인한 피로가 누적되지 않게 쌓인 피로는 반드시 그때그때 풀어주어야 합니다.

스트레스와 과로가 만병의 원인이라는 것을 잘 알면서도 급박하게 돌아가는 현실을 살다 보면 탈피하기 어렵습니다. 하지만 어떻게 하든 스트레스와 과로를 자초하는 일이 있어서는 안 되며, 이들로부터 자유로워질 수 있도록 노력해야 합니다.

'육체는 마음의 그림자'라고 하지요. 매사는 마음먹은 대로 이루어진다는 말입니다. '급할수록 돌아가라'라는 말이 있듯이 인내의 미덕을 배워야 하며 조급하게 서두르면 안 됩니다. '채우면 죽고 비우면 산다'라는 말처럼 나쁜 습관과 욕심을 버리고 한 가지 집착에 얽매이지 말아야 합니다. 늘 좋은 일과 기쁜 일만 생각하고 감사하는 마음으로 살며, 매사는 '자업자득'과 '인과응보'라는 것을 명심해야 합니다.

'느린 삶'과 '나눔의 삶'으로 생활에 여유를 가져야 합니다. 미국의 석유왕 존 데이비슨 록펠러도 처음에는 피도 눈물도 없는 무자비한 기업인으로서 '이 시대 최고의 범죄자'라는 비판을 받을 정도로 악덕 재벌 기업인의 전형이었다고 합니다. 그러나 '나눔의 삶'으로 새로운 인생의 전기를 찾고부터는 지금까지도 세계적인 자선사업가로 추앙받고 있는 전설적인 인물이 되었습니다.

록펠러가 나눔의 삶에 처음 눈을 뜨게 된 동기가 있었습니다. 그는 마흔네 살 때 중병에 걸려 '3개월밖에 살지 못한다'라는 의사의 최후통첩을 받았습니다. 하늘이 무너지는 심정으로 병원을 나서는 순간, 그는 '병이 낫고자 하면 베풀어라'라는 포스터를 보고 큰 감명을 받았습니다. 때마침 수술비가 없어 치료를 받지 못하고 울며 돌아가는 한 어린이를 보고 그는 병원비 전액을 대납해주었습니다.

이 일이 있은 뒤부터 자선사업은 계속 이어져 록펠러의학연구소·록펠러대학·록펠러재단 등 세계적인 자선재단을 설립하게 되었으며, 3개월밖에 살지 못한다던 중병은 저절로 사라져 그는 97세까지 건강하게 명성을 얻으며 살았답니다. 나눔의 삶이란 남만을 돕는 것이 아니라 결국은 나 자신을 돕는 일이 됩니다. 질병을 고친 사람들과 고치지 못한 사람들을 살펴보면 대충 다음과 같습니다.

질병을 고친 사람들─ 긍정적·낙천적·희망적이며 담대하고 너그러움. 매사에 감사하면서 밝게 삶. 시련을 교훈으로 생각하여 전화위복의 기회로 활용함.

질병을 못 고친 사람들─ 부정적·절망적·체념적이며 조급증·과욕·교만·독선·아집 등의 특징을 가짐. 유구무이(有口無耳, 입은 있되 귀가 없음)로 자기 말만 많이 하고 들지를 않음(상대방 불신). 자기가 하면 로맨스, 상대가 하면 불륜이라는 사고방식의 소유자.

이로써 정신요법을 함축한다면 조급증과 과욕, 교만, 아집, 부정적인 시각을 버리고, 한 템포 느린 삶과 나눔의 삶으로 긍정적·낙천적·희망적으로 사는 것이 아닐까 생각해봅니다.

2) 식이요법
— 영양의 균형과 조화 : 균형 잡힌 식사로 소식을 하자

식이요법의 핵심은 영양 섭취의 균형과 조화입니다. 영양 부족도 영양 불균형이지만, 영양 과잉도 영양 불균형입니다. 입력input이 많으면 비만을 초래하고 출력output이 많으면 영양실조가 됩니다. 지금의 식탁을 보면 대부분 유해한 식품을 과잉 섭취하고 유익한 식품은 섭취가 부족하여 균형과 조화가 무너졌습니다.

유해한 오백식품(五白食品, 흰 쌀·흰 밀가루·흰 설탕·흰 소금·흰 조미료), 인스턴트식품, 튀긴 식품, 육류 지방을 과다 섭취하는 반면 유익한 미량영양소(섬유질·비타민·미네랄·효소) 섭취는 부족합니다. 부족한 미량영양소의 섭취를 늘리는 것도 중요하지만 소식으로 제때, 골고루, 알맞게 먹는 것도 매우 중요합니다. 참고로 미량영양소와 필수영양소의 균형을 맞추기 위해서는 반찬(70%)을 더 많이 먹고, 밥(30%)은 적게 먹는 것이 좋습니다.

섬유질·비타민·미네랄·효소가 풍부한 식품으로는 씨눈 달린 곡식류(콩·들깨), 채소류(마늘·시래기), 해조류(파래·김·다시마), 버섯류(석이·표고), 생선류(등푸른생선·북어), 어패류(굴·바지락), 과일류(귤·키위), 발효 식품(김치·된장) 등이 좋습니다.

그리고 육류는 무조건 기피하는 경향이 있으나 필요한 만큼은 먹어야 합니다. 기름을 제거한 살코기를 삶거나 쪄서 먹는 것이 좋으며, 끓이거나 굽거나 튀겨서 먹는 것은 별로 좋지 않습니다.

그런데 영양 섭취보다는 방부제, 농약, 색소, 중금속, 각종 화학약품, 토양, 공기, 물로 오염된 체내 유해 독소 제거가 우선입니다. 독소 제거가 이루어지지 않은 상태에서의 영양 섭취는 밑 빠진 독에 물 붓기입니다. 해독을 위해서는 맑은 공기, 좋은 물, 섬유질, 비타민, 미네랄, 효소를 충분히 섭취하는 것이 좋습니다.

특히 요즈음은 패스트푸드의 무분별한 섭취로 30대부터 잠재효소가 부족하기 시작하여 췌장·신장·간장·위장·소장·대장 등 주요 장기가 필요 이상의 효소를 무리하게 생성해야 하기 때문에 과로로 지쳐 있습니다.

그리고 좋은 물을 마시면 효소의 활성이 높아집니다. 효소는 수분이 있어야 활동을 하는데, 그중에도 중성이나 약알칼리의 물을 좋아합니다. 펩신이라는 효소는 위산(pH 2~3의 아주 강한 산성)에서도 죽지 않고 살아남아 일을 하듯이 효소의 종류에 따라 산성이나 염기성에서도 일을 잘하는 효소가 있지만, 대부분의 효소는 산성(염산·질산·황산)과 염기성(수산화나트륨)을 싫어하며 중성이나 약알칼리를 좋아합니다.

3) 운동요법
―적당한 운동과 적당한 휴식을 취하자

강렬한 운동이 더 좋을 것 같아 과격하고 힘든 운동을 하는 분들이 가끔 있는데, 과격한 운동은 스트레스를 유발하고 비정상적인 대사 작용을 일으켜 때로는 해로울 수 있습니다. 빠른 걷기, 등산, 수영 등 가벼운 유산소운동이 좋으며, 자기에게 맞는 적당한 운동을 찾아서 규칙적이고, 지속적으로, 알맞게 하는 것이 중요합니다.

또 자가용 자동차보다는 대중교통 수단을 이용하고, TV나 엘리베이터 등 문화의 이기를 멀리하며, 등산과 텃밭 가꾸기 등 자연과 가까이할 수 있는 생활습관을 가지는 것이 좋습니다. 특히 바른 자세로 바른 척추골격을 유지하는 것도 건강관리에 매우 중요합니다.

4) 온열요법
―심신을 따뜻하게 유지하자

몸을 따뜻하게 하고 따뜻한 말, 따뜻한 생각을 해야 합니다. 따뜻함은 사물을 풀리게 하고, 차가움은 사물을 뭉치게 합니다. 체온이 1℃ 올라가면 면역력이 5배 올라가고, 체온이 1℃ 떨어지면 면역력이 30% 저하된다고 합니다.

인체의 모든 대사 활동은 효소에 의해 결정됩니다. 효소는 열에 민감하여 10~20℃에서는 활동이 완만하다가 20℃를 넘으면 활동이 빨라집니다. 30℃를 넘으면 급격히 빨라지며, 35~40℃에서는 최고조로 활동합니다. 50℃ 이상이면 변형되기 시작하고, 60℃ 이상이면 사멸하기 시작하여 70℃ 이상에서는 전멸합니다.

　이렇듯 효소가 가장 좋아하는 온도는 35~40℃이므로 우리 몸을 36.5℃ 이하로 내려가지 않게 따뜻이 유지하는 것이 효소 활동을 극대화시켜 각종 질병을 예방하고 치유할 수 있는 길입니다. 몸에 이상이 있을 때 열이 나는 것도 체내의 효소 활동을 극대화시켜 몸의 이상을 바로잡고자 하는 항상성의 발로입니다.

　흔히 우리는 조금이라도 열이 나면 해열제를 먹어 열을 강제로 내리는데 이것이 온당한 방법인지 의문스럽습니다. 열이 40℃ 이상 오르면 위험할 수도 있으니까 그때는 해열제를 먹어야 하지만, 39℃ 이하라면 굳이 해열제를 먹지 않고도 효소 활동의 극대화로 자연치유력에 맡기는 것이 옳지 않을까 싶습니다.

5) 바른 생활습관
―규칙적인 생활을 하자

　기상 · 취침 · 식사 · 운동 · 일 · 휴식 등에서 불규칙한 생활습관이 있다면 규칙적인 생활습관으로 바로잡아야 합니다. 또한 몸과 마음에 무리를 하지 말아야 합니다. '과유불급'이라는 말이 있지 않습니까? 과음 · 과식 · 과로 · 과민 · 과색 등 '과'는 금물이므로 모든 것은 적당히, 알맞게 하는 것이 좋습니다. 나이가 들어도 움직일 수 있는 날까지는 취미 생활과 레저 생활 등 보람을 느끼는 일을 해야 합니다. 놀면 각종 질병이 찾아옵니다. 정년퇴

직자의 50%가 10년 이내에 심각한 질병을 앓거나 사망을 맞는다고 합니다.

3. 면역력을 높이는 효소

건강장수와 질병과 노화는 효소에 의해 결정됩니다. 탄수화물과 지방은 우리 일상생활의 활동에 필요한 에너지를 만드는 데 쓰이는 영양소이며, 단백질은 우리 몸의 성장에 필요한 세포를 만드는 데 쓰이는 영양소입니다. 이 탄수화물·지방·단백질을 이용하여 에너지를 만들고 세포를 만들어 신체 각 기관의 적재적소로 보내고 처리하는 일을 하는 일꾼이 바로 효소입니다.

이 효소를 도와서 보조 역할을 하는 도우미 효소가 비타민과 미네랄입니다. 효소는 혼자서도 일을 할 수 있지만, 비타민이나 미네랄 등의 보조효소가 도와주면 훨씬 더 활성력이 증가됩니다. 영어로 효소는 엔자임Enzyme, 비타민과 미네랄은 코엔자임Coenzyme이라고 부릅니다. 코엔자임은 보조효소補助酵素 또는 조효소助酵素라는 뜻입니다.

탄수화물·지방·단백질은 우리가 섭취해야 할 영양소 중 가장 중요한 3대 영양소입니다. 하지만 3대 영양소를 아무리 많이 섭취하여도 효소가 제대로 소화, 분해, 흡수를 해주지 못한다면 아무런 의미가 없으며, 이것은 곧 각 장기와 기관의 균형이 무너지게 하여 질병으로 연결되고 맙니다. 따라서 효소와 비타민·미네랄·섬유질을 균형 있게 섭취해야만 에너지와 세포를 생산하는 대사가 원활하게 일어나서 건강장수를 누릴 수 있습니다.

인체에 필요한 영양소는 59가지가 넘는데, 그중의 어떤 영양소라도 효소의 작용 없이는 영양소로서의 활용 가치를 상실하게 됩니다. 잠재효소가 부족하면 췌장이 혹사당하고 소화불량으로 유해가스와 유해균이 발생하여 각종 장기의 기능이 저하되며, 신진대사의 균형이 무너져 대사성 질환이 발생합니다.

4. 면역력을 높이는 미네랄

비타민이 부족하면 미네랄이 비타민의 역할을 어느 정도 대체할 수 있습니다. 그러나 미네랄이 부족할 때에는 비타민이 제 역할을 다하지 못하므로 비타민보다 더 중요한 영양소가 미네랄입니다. 미네랄은 인체를 구성하고 있는 심장과 신경 및 근육의 활성을 조절하며, 혈색소의 형성 및 심장 박동 수를 조절합니다. 이 외에도 산소를 운반하거나 효소 활동을 도와주는 데 중요한 필수 인자이므로 건강관리에는 빼놓을 수 없는 중요 영양소입니다.

여러 가지 미네랄 중 특히 몸에 좋은 미네랄은 아연·크롬·칼륨·칼슘·게르마늄·셀레늄 등입니다. 미네랄은 무기질 성분이면서도 매일같이 신진대사를 통해 배설되기 때문에 자칫 결핍 상태를 유발시킬 수도 있으므로 배설되는 만큼 섭취하여 보충해주어야 합니다.

미네랄은 무기 미네랄과 유기 미네랄로 구분됩니다. 무기 미네랄은 공기·물·토양 속에 존재하는 순수 광물질 상태의 미네랄이며, 유기 미네랄은 무기 미네랄을 섭취한 식물 속에 존재하는 미네랄을 가리키는 말입니다. 유기 미네랄을 섭취하면 무기 미네랄보다 체내 흡수가 잘 되어 영양 인자로서의 이용률이 높고 체내에 축적될 우려가 적습니다. 따라서 무기 미네랄을 직접 섭취하는 것보다 유기 미네랄을 섭취하는 것이 훨씬 더 효과적입니다.

1) 칼슘(Ca)—체액 산성화 방지

구연산을 강하게 희석한 물에 조개·굴·계란 등의 껍질을 넣어두면 껍질이 녹습니다. 껍질이 녹은 그 진액을 조금씩 물에 타서 마시면 칼슘 보충에 아주 좋습니다.

- **부족 시** : 골다공증, 발육 부진, 충치, 신경과민, 불면증, 우울증, 근육경련, 간질 등
- **해당 식품** : 생강, 콩, 상추, 양배추, 참깨, 완두콩, 굴, 어패류, 멸치, 우골분, 우유, 치즈 등

2) 칼륨(K)—혈압 조정

부족 시 : 부종, 고혈압, 심장 장애, 심장마비, 만성 변비, 심한 피로

감, 저혈당증 등
해당 식품 : 콩, 현미, 채소, 호두, 감자, 참깨, 들깨, 복숭아, 자두, 미역, 다시마, 김 등

3) 셀레늄(Se)─항암 작용

부족 시 : 노화 촉진, 발암, 고혈압, 심장병, 간세포의 괴사, 심근약화증, 근육 약화 등
해당 식품 : 맥주효모, 굴, 참치, 어패류, 마늘, 양파, 버섯류, 해조류, 씨눈 달린 곡식 등

4) 게르마늄(Ge)─산소 이용률 높이는 신비의 물질

부족 시 : 산소 결핍에 의한 각종 질병 및 성인병 발생 등
해당 식품 : 맥주효모, 컴프리, 구기자, 인삼, 마늘, 생강 등

5) 마그네슘(Mg)─정신 안정

부족 시 : 혈관 확장, 과민증, 경련성 질환, 단백질 대사 장애, 부정맥, 심장 발작 등
해당 식품 : 콩, 밀, 양배추, 사과, 레몬, 복숭아, 현미, 시금치, 참깨, 들깨, 견과류 등

6) 아연(Zn)—당뇨 예방과 치료

부족 시 : 당뇨(인슐린 분비 불량), 전립선비대증, 치매, 비만, 성 기능 장애, 고혈압, 고지혈, 동맥경화, 간 기능 장애 등
해당 식품 : 맥주효모, 감자, 소맥 배아, 호박씨, 해바라기씨, 완두콩, 굴, 양파, 우유 등

7) 크롬(Cr)—당뇨 예방과 치료

부족 시 : 당뇨(인슐린 저항성 유발), 고혈압, 동맥경화, 심장병 등
해당 식품 : 맥주효모, 현미, 곡식의 씨눈, 굴, 감자, 해조류, 콩, 브로콜리, 과일, 버섯 등

8) 나트륨(Na)—섭취한 음식물의 살균소독제

부족 시 : 근육무력증, 열사병, 호흡 장애, 구토 등
해당 식품 : 된장, 간장, 현미, 해조류, 굵은 소금, 셀러리, 상추 등

9) 유황(S)—아름다움을 창조

부족 시 : 손톱 균열, 탈모, 습진, 기미, 발진, 체질 산화, 인슐린 분비 불량 등

해당 식품 : 콩, 무, 양배추, 생선, 녹용, 녹각 등

10) 철(Fe)─피를 만들어주는 필수 인자

부족 시 : 빈혈, 면역 기능 저하, 두통, 안면 창백, 성욕 감퇴 등
해당 식품 : 살구, 녹색 채소, 건포도, 해조류, 호두, 깨, 시금치, 간, 계란 노른자 등

11) 인(P)─전해질 조정

부족 시 : 발육 불량, 구루병, 성 기능 장애, 신경 장애, 뇌 기능 장애 등
해당 식품 : 자두, 완두콩, 콩류, 옥수수, 곡식의 씨눈, 생선, 계란 노른자 등

12) 요오드(I)─방사선 해독제

부족 시 : 갑상선비대증, 성욕 감퇴, 심장병, 갑상선암, 저혈압, 콜레스테롤 축적 등
해당 식품 : 미역, 다시마, 김, 새우, 마늘, 굴, 파인애플, 생선의 간 등

13) 망간(Mn)—애정 결핍의 해결사

부족 시 : 생식 기능 저하, 애정 결핍, 모유 분비 기능 저하, 평형감각 장애 등
해당 식품 : 콩류, 효모, 살구, 소맥 배아, 시금치, 녹황색 채소, 오렌지 등

14) 염소(Cl)—나트륨의 보조 역할

부족 시 : 소화 장애, 구토, 설사, 신장병, 부신피질성 질환 등
해당 식품 : 해조류, 굵은 소금, 셀러리, 토마토, 양배추, 무, 오이, 파인애플, 생선 등

15) 구리(Cu)—철분 흡수의 필요 물질

부족 시 : 빈혈, 탈모증, 흰머리, 호흡 장애, 심장병, 성인병 등
해당 식품 : 콩류, 푸른잎 채소, 자두, 포도, 살구, 복숭아, 맥주효모, 시금치, 무잎, 아몬드 등

16) 코발트(Co)—비타민B$_{12}$의 구성 성분

부족 시 : 악성 빈혈, 혈액성 질환 등

해당 식품 : 푸른잎 채소, 동물의 간 등

17) 규소(Si)—지구력을 길러줌

부족 시 : 건망증, 인내력 부족, 골다공증, 노화 현상 등
해당 식품 : 현미, 보리, 해조류, 사과, 딸기, 양파, 포도, 해바라기 씨, 곡식의 씨눈 등

5. 면역력을 높이는 비타민

　비타민은 그 자체가 생체 에너지원은 아니라도 에너지원을 에너지로 변환시키는 데 크게 관여하는 물질입니다. 그래서 생체 내의 신진대사 활동은 비타민이라는 물질이 없으면 돌아갈 수 없습니다. 그중 비타민C와 비타민B군은 건강관리에 필수적인 중요 영양소입니다.
　특히 단백질이 아미노산으로 분해되는 과정에서 비타민B_6이 없으면 단백질이 키산토렌산으로 변하게 되는데, 키산토렌산은 인슐린 분비를 방해하는 산성 물질입니다. 단백질이 아미노산으로 분해될 때 몸에 좋은 아미노산으로 분해하기 위해서는 비타민B_6와 비타민C를 많이 섭취하는 것이 좋습니다.
　원래 곡물의 씨눈과 껍질에는 생명을 유지하고 병에 대한 저항력을 키우며 늙지 않게 하는 영양소가 숨겨져 있기 때문에 원형대

로만 섭취한다면 비타민·미네랄·효소·섬유질의 부족은 걱정하지 않아도 됩니다. 그러나 곡물을 도정할 때 씨눈과 껍질을 모두 깎아버림으로써 그 속에 들어 있는 비타민·미네랄·효소·섬유질 및 기타 유효 성분을 잃게 됩니다.

예를 들어 현미를 도정하면 95% 정도의 필수영양소가 도망가고 5% 정도의 영양소만 먹게 되는 것입니다. 또 식품에 80℃ 이상의 열을 가하면 비타민의 상당 부분이 파괴되고 미네랄은 흡수되기 어려운 형태로 바뀌며, 가장 심각한 문제는 자연의 식품 속에 풍부한 효소가 모두 파괴된다는 사실입니다.

자연의 식품 속에 들어 있는 영양소가 불을 이용한 조리법에 의해 파괴되거나 흡수되기 어려운 형태로 변하면 그만큼 영양가가 떨어져 그것을 먹는 사람의 체력도 자연히 약해집니다. 산업의 발달, 인구의 도시 집중, 사회 구조의 복잡성, 핵가족제도의 확산, 식품공학의 발달 등은 인간의 식생활 패턴을 엄청나게 바꾸어놓았습니다.

안이하고 능률적이며 운반하기 쉽고 저장성이 좋은 식품을 만들기 위해 식품산업이 만들어낸 것이 인스턴트식품입니다. 이때 저장성을 좋게 하려고 방부제를 넣으며, 신선하게 보이려고 발색제를 첨가합니다. 또한 입맛을 돋우기 위해 인공감미료나 화학조미료를 첨가하는가 하면, 심지어 눈길을 끌기 위해 인공색소로 물감을 들이는 등 각종 화학첨가물을 넣습니다.

우리는 하루 평균 약 20종류의 식품첨가물을 자기도 모르게 먹고 있는데 그 양은 약 3~10g에 이른다고 합니다. 이들 화학첨가물 중에는 발암 물질의 원료가 되거나 또는 직접적으로 암을 일으키는 것도 있으며, 일반적으로 간장을 몹시 피로하게 만듭니다.

경제 수준의 향상으로 설탕과 육류의 소비가 늘었습니다. 이런 식품들은 몸속에 산성 노폐물을 축적시키고 비타민·효소·미네랄·섬유질의 소비를 증대시킬 뿐만 아니라 혈액 중의 나쁜 콜레스테롤이나 중성 지방의 수치를 높여 고혈압·동맥경화·심근경색·당뇨 등의 성인병을 유발합니다. 백설탕은 뼛속의 칼슘을 녹여내고, 위와 장의 점막을 위축시켜 소화흡수율을 떨어뜨리며, 저혈당증을 초래하여 당뇨나 정신분열증을 유발할 수 있습니다.

육류의 과다 섭취가 심근경색이나 고혈압 그리고 암의 원인이 된다는 것은 잘 알려져 있고, 당뇨를 악화시킨다는 새로운 사실도 밝혀졌습니다. 백설탕이나 육류의 섭취는 그만큼 비타민·효소·미네랄·섬유질의 수요를 증대시킵니다.

현대인의 영양 불균형을 더욱 증가시키고 있는 요인이 또 하나 있는데, 그것은 농약과 화학비료로 농사를 짓는 화학영농입니다. 비닐하우스에서 화학비료로 키운 채소류 속에 들어 있는 비타민·효소·미네랄·섬유질의 분포를 보면 야생에서 키운 채소에 비해 현격한 차이가 있습니다.

뿐만 아니라 살충제·살균제·제초제·성장 촉진 호르몬제 등의 농약은 인체에 대단히 해로운 영향을 끼치며, 심지어 돌연변이를 유발시켜 암을 일으키는 경우도 있습니다. 농약 사용이 식량

증산에 이바지한 것은 사실이지만, 한편으로는 천적의 멸종, 해충의 농약 저항력 증가, 토양과 식수와 식품의 오염, 자연 생태계 파괴 등으로 생활환경을 오염시키는 결과를 초래하여 건강을 해치고 있습니다.

외부에서 직접 발암 물질을 먹지 않는다고 하더라도, 화학비료와 농약으로 오염된 식품을 먹으면 자신도 모르게 몸속에 발암 물질이 만들어질 수도 있는 것입니다.

비타민에는 수용성 비타민과 지용성 비타민의 2가지가 있습니다. 수용성 비타민은 물로 흡수되지만, 지용성 비타민은 물로 흡수되지 않고 지방이 있어야 흡수됩니다. 또 수용성 비타민은 과잉 섭취를 해도 소변으로 배출되지만, 지용성 비타민은 과잉 섭취를 하면 체내에 축적됩니다. 따라서 지용성 비타민은 적당량을 섭취하는 것이 좋습니다.

그러나 식물성 먹거리에는 우리 몸에 필요한 만큼의 수용성 비타민과 지용성 비타민이 적당한 비율로 골고루 포함되어 있기 때문에 식물성 위주로만 음식을 섭취한다면 과잉 섭취나 부족 섭취를 걱정하지 않아도 됩니다.

1) 비타민B_1(티아민, Thiamine) ― 당뇨 예방과 치료

부족 시 : 변비, 체중 감소, 당뇨, 심장비대증, 신경쇠약, 우울증, 각기병, 부종, 식욕 부진 등

해당 식품 : 맥주효모, 곡식의 씨눈, 씨앗류, 호두, 콩, 감자, 미역, 다시마, 보리, 녹색 채소 등

2) 비타민B₂(리보플라빈, Riboflavin) — 성장 촉진

부족 시 : 소화불량, 설사, 각막염, 백내장, 탈모, 습진, 피로, 간 기능 부전, 불면, 두통 등
해당 식품 : 맥주효모, 콩, 건포도, 해바라기씨, 곡식의 씨눈, 녹색 채소, 양배추 등

3) 비타민B₃(니아신, niacin) — 정신 안정

부족 시 : 구내염, 구강염, 설염, 구토, 설사, 뇌 기능 둔화, 두통, 현기증, 소화불량, 불면증 등
해당 식품 : 소맥의 씨눈, 현미, 해바라기씨, 녹색 채소, 땅콩, 호두, 콩, 과일류, 어패류 등

4) 비타민B₅(판토테인산, panthothenic acid) — 스트레스 해소

부족 시 : 흰머리, 피부염, 관절염, 저혈당, 저혈압, 만성 피로, 변비 등
해당 식품 : 맥주효모, 벌꿀, 로열젤리, 곡식의 씨눈, 콩류, 땅콩 등

5) 비타민B₆(피리독신, pyridoxine)―당뇨 예방과 치료

부족 시 : 탈모증, 피부염, 정신 기능의 난조, 편두통, 우울, 조로 현상, 불면증 등
해당 식품 : 맥주효모, 곡식의 씨눈, 콩, 과일류, 호두, 양배추, 당근, 피망, 밀, 옥수수, 간 등

6) 비타민B₉(엽산, Folic Acid)―조혈 작용

부족 시 : 악성 빈혈, 치매, 우울, 식욕 상실, 구토, 설사, 피로, 정력 감퇴, 입과 혀의 염증 등
해당 식품 : 맥주효모, 시금치, 녹색 채소, 곡식의 씨눈, 콩류, 근대, 오렌지 등

7) 비타민B₁₂(시아노코발라민, cyanocobalamin)―빈혈 예방과 치료

부족 시 : 악성 빈혈, 발육 부진, 만성 피로, 식욕 감퇴, 집중력 결여, 견비통, 신경통 등
해당 식품 : 맥주효모, 미역, 다시마, 대구의 알, 해바라기씨, 화분, 간 등

8) 비타민B₁₅(판가민산, Pangamic Acid) ─ 산소 증가

부족 시 : 저산소혈증, 조로 현상, 협심증, 심장병 유발 등
해당 식품 : 맥주효모, 현미, 호박, 밀, 깨, 각종 과일의 씨, 곡식의 씨눈, 뿌리채소 등

9) 비타민B₁₇(아미그달린, Amygdalin) ─ 항암 작용

부족 시 : 악성 빈혈, 체력 강하, 암 발생 등
해당 식품 : 살구, 복숭아, 매실, 자두, 사과씨, 메밀, 곡식의 씨눈, 수수, 산딸기, 홍화 등

10) 비타민C(아스코르빈산, Ascorbic Acid) ─ 만성병 예방에 필수적

부족 시 : 괴혈병, 치조농루, 저항력 감소, 회복력 저하, 각종 성인병, 빈혈, 갑상선 부전 등
해당 식품 : 생채소류, 과일류 등

11) 비타민H(비오틴, biotin) ─ 흰머리 예방

부족 시 : 탈모증, 대머리, 모발 탈색, 손톱과 발톱 이상, 우울증, 식

욕 감퇴, 구역질, 설염, 안색 창백 등

해당 식품 : 콩, 견과류, 곡식의 씨눈, 간, 콩팥, 계란 노른자 등

12) 비타민A―항암 및 눈 보호

부족 시 : 야맹증, 약시, 뼈 발육 부진, 생식 기능 저하, 호흡기 질환, 거친 피부, 주름살, 모발 건조, 비듬 등

해당 식품 : 간유, 인삼, 버터, 계란, 당근, 무잎, 감자, 시금치, 오이, 토마토, 황색 채소, 녹색 채소, 들깨, 옥수수, 생선의 간, 밀, 콩, 고구마, 모유 등

13) 비타민D―뼈의 형성

부족 시 : 꼽추, 충치, 골연화증, 뼈 발육 부진, 골다공증, 골격 형성 장애, 칼슘과 인의 흡수 촉진 등

해당 식품 : 생선의 간, 버터, 콩, 곡식의 씨눈, 버섯, 메밀, 마늘, 옥수수, 해바라기씨 등

14) 비타민E(토코페롤, Tocopherol)―노화 방지

부족 시 : 습관성 유산, 불임증, 조산, 혈전증, 무력증, 심장병 악화, 발암 조건, 세포막 손상 방지 등

해당 식품 : 견과류, 식물성 기름, 콩기름, 참기름, 들기름, 곡식의 씨눈, 밀, 옥수수 등

15) 비타민F(리놀레산, Linoleic Acid)―동맥경화 예방

부족 시 : 담석증, 자율신경 기능 실조, 혈액 순환 부진, 혈관 수축 등
해당 식품 : 식물성 기름, 콩기름, 참기름, 들기름, 곡식의 씨눈 등

16) 비타민K―혈액 응고에 필수적

부족 시 : 혈액 응고 지연, 골骨 손실, 혈전, 관상동맥 석회화 등
해당 식품 : 녹색 채소, 케일, 양배추, 브로콜리, 상추, 시금치 등

17) 비타민U―위장병 치료

부족 시 : 위염, 위궤양, 역류성 식도염 등의 위장병 유발 등
해당 식품 : 양배추 등

6. 면역력을 높이는 섬유질

섬유질은 인체 내에서 소화되지 않고 흡수되지 않아서 배설을 촉진시키고 중금속을 해독시키며 혈액을 맑게 해줍니다. 소화·

흡수·배설이라는 생리 대사를 조정해주는 기초 물질로서 특히 혈당 관리에 중요한 역할을 합니다. 소화기관에서는 소화 시간을 제어·통제하는 기능을 하고, 흡수기관에서는 흡수의 시간을 조정해주는 기능을 하며, 배설기관에서는 배설을 촉진시키는 일을 합니다.

소화기관인 위를 건강하게 유지시켜 위장병을 억제하며, 소장의 흡수 기능을 평준화시켜 6m나 되는 소장 전부가 제 기능을 발휘할 수 있도록 조정해줍니다. 그리고 배설기관인 대장에서는 머물러 있는 노폐물인 숙변의 배설을 촉진시켜 대장에 생길 수 있는 질병을 예방하고, 나쁜 콜레스테롤을 낮추어 혈관계 질환 예방에 도움을 줍니다.

육식동물은 먹이에 섬유질이 없으므로 소장의 길이가 2m밖에 안 되는 데 비해 초식동물은 무려 12m나 됩니다. 그런데 소장의 길이가 6m인 사람들의 먹거리가 2m의 소장을 가진 육식동물의 먹이와 같아지고 있기 때문에 흡수 속도가 대단히 빨라졌다고 할 수 있습니다. 흡수 속도가 빨라지면 흡수된 영양분을 대사하기 위한 모든 생리적 필요 물질들의 생성 또한 빨라질 수밖에 없습니다.

흡수된 포도당을 대사하기 위해서는 포도당과 정비례하여 인슐린이 분비되어야 하는데, 포도당의 흡수 속도가 빨라지면 인슐린의 분비 속도도 빨라지게 마련입니다. 이런 현상이 장기간 계속되면 췌장에 무리를 줄 수밖에 없습니다. 따라서 지쳐버린 췌장은

머지않아 인슐린을 정상적으로 분비할 수 없게 되어 혈중에 과잉 포도당이 남아 있어 고혈당증을 일으키게 됩니다. 이 같은 현상이 곧 당뇨의 시초입니다.

고혈당인 상태의 피는 점도가 높아져 순환 장애를 일으키게 될 것이며, 점도가 높아진 피를 모세혈관에 순환시키기 위한 수단으로 혈압이 상승하게 됩니다. 이것이 고혈압의 시초입니다. 혈관 벽 속에 들어 있으면서 혈관의 탄력을 조정해주던 인슐린이 혈당 소모에 파견되어 혈관은 유연성을 잃고 경화되어버리니 이것이 동맥경화이며, 모세혈관(말초혈관)에 순환 장애가 생기니 이것이 말초신경염입니다.

핏속에 포도당이 많아지면 피가 정상적인 일을 할 수 없어서 면역 기능이 떨어집니다. 면역 능력이 떨어져서 생기는 병은 부지기수이며, 이런 현상들 모두가 섬유질을 무시하여 생긴 것들입니다. 따라서 섬유질의 결핍은 만성병 발생의 가장 큰 원인이 됩니다.

식이섬유는 대장 벽에 붙어 있는 찌꺼기 등 각종 노폐물을 흡착하여 함께 빠져나가므로 숙변이 쌓이지 않게 해주며, 장이 깨끗해지므로 변비를 없애줍니다. 변비가 없는 한 치질은 생길 수 없으며, 숙변이 부패될 때 생기는 독소 때문에 일어나는 질병들이 간단히 예방됩니다.

섬유질은 모든 곡식의 씨눈과 해조류 · 채소류 · 버섯류 · 과일류에 많이 들어 있습니다. 특히 식품의 껍질과 씨앗에 많이 들어 있지만, 떡이나 빵과 국수같이 분말로 갈아서 먹으면 모두 파괴되고 맙니다. 어떤 섬유질은 좋고 어떤 섬유질은 나쁘다는 것은 없습니다. 하지만 되도록이면 불용성 섬유질은 70~80% 정도, 가용성 섬유질은 20~30% 정도 섭취하는 것이 이상적입니다.

1) 불용성不溶性 식이섬유

모든 곡식류나 채소류에 들어 있는 수세미처럼 거친 형태의 섬유질로서 부피를 팽창시켜 노폐물을 흡착하고 몸 밖으로 배출시킵니다.

해당 식품 : 현미, 흑미, 좁쌀, 보리쌀, 통밀, 콩, 수수, 옥수수, 율무, 팥, 달래, 쑥, 냉이, 씀바귀, 두릅, 취나물, 죽순, 배추, 상추, 깻잎, 양배추, 쑥갓, 시금치, 미나리, 마늘, 양파, 파, 부추, 호박, 토마토, 고추, 오이, 가지, 감자, 고구마, 더덕, 우엉, 당근, 연근, 무 등

2) 가용성可溶性 식이섬유

콩류 · 과일류 · 해조류 · 버섯류에 들어 있는 껌이나 젤리처럼 끈끈한 형태의 섬유질로서 혈액 속에 녹아들어 혈관 벽에 붙은 노폐물을 흡착하여 몸 밖으로 배출시킵니다.

해당 식품 : 콩류, 김, 미역, 다시마, 파래, 매생이, 톳, 토마토, 감, 사과, 배, 귤, 오렌지, 바나나, 버섯류 등

7. 효소·미네랄·비타민·섬유질이 풍부한 식품들

1) 곡식류

(1) 현미玄米 - 환자식의 기초

현미에는 당질, 단백질, 지방질, 각종 비타민, 각종 미네랄, 섬유질, 효소 등 인체에 필요한 필수영양소 59가지가 모두 함유되어 있으며, 중금속을 해독시키고 혈액을 맑게 해주는 섬유질이 다량 포함되어 있습니다. 현미의 부분별 영양소 분포를 보면 씨눈에 66%, 껍질 부분에 29%, 백미(배유) 부분에 5%가 함유되어 있습니다. 현미와 백미의 더 자세한 영양 비교를 살펴보면 다음과 같습니다.

풍부한 당질·단백질·지방질 외에 백미의 3~4배에 달하는 섬유질과 비타민(B_1·B_2·B_3·B_5·B_6·B_{15}·B_{17}·C·E·F 등), 미네랄(칼슘·칼륨·셀레늄·아연·나트륨·인·철 등), 콜린, 리놀레산inoleic acid, 옥타코사놀, 피틴산, 베타시스테롤, 감마오리자놀, GABA, 베타카로틴, 레시틴, 레티놀, 라이신, 회분 등의 균형을 유지함은 물론 항암 인자를 억제하는 킬레이트(chelate, 유기복합체) 물질까지

들어 있는 종합 영양의 보고이며, 페놀과 스테롤 등의 항산화 성분도 많이 포함되어 있습니다.

씨눈까지 먹는 현미는 섬유질이 풍부하여 위장의 활동을 강화시키며, 소화 시간을 지연시킴으로써 허기를 덜어주어 음식을 많이 먹는 것까지 방지해줍니다. 성분들 중에서도 특히 주목해야 할 생리적 물질은 비타민B_{15}라고 불리는 판가민산입니다.

판가민산은 호흡을 통해 들어온 산소를 헤모글로빈이 세포까지 전달시켜두면 세포의 문을 열고 세포 속으로 산소를 넣어주는 물질입니다. 모든 정상적인 세포는 산소에 의해 생명을 유지하며, 만일 산소가 없거나 부족하면 이상세포 즉 암세포로 바뀌거나 사멸합니다.

(2) 좁쌀 – 환자식의 으뜸

좁쌀에는 단백질 10.1%, 지방질 3%, 당질 72%, 섬유질 2.5%, 수분 10.6%와 회분·칼슘·인·철·비타민B_1·비타민B_3·비타민B_6·비타민B_{15}·비타민B_{17} 등이 고루 분포되어 있으며, 좁쌀 100 g 은 355kcal의 열량을 냅니다.

좁쌀은 두뇌를 맑게 해주고, 당뇨·중풍·고혈압의 예방과 치료에 특효가 있는 곡식이자 영약입니다. 맛은 달고 독이 없으며 위장과 비장을 튼튼하게 하고 이질 설사를 멎게 하며 소변을 잘 통하게 합니다. 좁쌀은 작은 곡식이라서 씨눈을 가장 많이 먹을 수 있다는 것이 장점입니다. 현미 한 스푼과 좁쌀 한 스푼을 비교한다면 비록 부피는 같아도 씨눈의 숫자는 좁쌀이 훨씬 더 많습니다.

씨눈! 그 자체는 바로 생명입니다. 다음 세대로 이어갈 수 있는 생명력이 씨눈에서 나오기 때문에 가장 균형 잡힌 생명 물질을 섭취하는 방법이 되며, 자연치유력을 증가시킬 뿐 아니라 신진대사의 장애를 사전에 예방하여 만성 질환의 발병을 억제할 수 있습니다.

(3) 콩 - 오장육부를 다스리는 식품

콩은 인류의 정신적인 건강과 육체적인 건강 모두를 지켜주는 참으로 유익한 식품인 동시에 위대한 의약품입니다. 특히 검은콩에 풍부한 안토시아닌 색소는 활성산소를 제거하고 혈액 순환을 도우며 나쁜 콜레스테롤 수치를 낮춥니다. 레시틴·사포닌·이소플라본 등 대두에 함유된 성분은 혈액을 깨끗이 하는 데 도움이 됩니다.

레시틴·사포닌 등은 혈관에 나쁜 콜레스테롤이 쌓이는 것을 막아줍니다. 사포닌에는 불포화지방산의 산화를 방지하는 작용이 있습니다. 이소플라본은 여성호르몬 에스트로겐과 유사한 작용을 함으로써 혈액 속의 불필요한 중성 지방이 혈관에 침착되는 것을 막아줍니다.

된장이나 두부·두유·콩가루 등 대두를 함유한 음식은 하루 한 번 이상 먹는 것이 좋습니다. 자주 된장이나 두부 등으로 반찬을 만들고, 하루에 한 잔 정도의 두유를 마시도록 합니다. 콩에는 붉은콩 · 노란콩 · 흰콩 · 검은콩 · 푸른콩의 다섯 종류의 색깔이 있습니다.

바로 오장오색五臟五色의 관계에 의해 오장육부에 골고루 효능이 있음을 표시한 것이니 중요한 곡물임이 틀림없습니다. 육류 식품에 들어 있지 않은, 피에 녹아드는 가용성 식이 섬유질을 위시하여 당질 · 단백질 · 지방질 · 미네랄 · 비타민 · 효소의 7대 영양학적 생리 물질이 골고루 분포되어 있어서 인간을 위한 가장 완벽한 곡물입니다.

단백질 42%, 지방질 18.5%, 당질 21.2%, 섬유질 4.3%, 미네랄 5.6%가 함유되어 있으며 나머지는 비타민과 수분입니다. 지방은 필수지방산인 리놀산inolic acid · 리놀렌산inolenic acid · 아라키돈산입니다. 이 3대 필수지방산은 생체 내에서 일어나는 프로스타글란딘prostaglandin의 기초 물질들입니다.

프로스타글란딘은 일종의 국소 호르몬인 생리 활성 물질로서 혈관의 확장, 동맥압의 저하, 과잉 콜레스테롤 합성 억제, 염증 억제, T임파구의 활성화, 이상세포의 증식 억제, 혈소판 응집의 억제, 체내 지방의 대사 촉진, 위액 분비의 과잉 생성 억제, 장기 근육의 경화 현상 억제, 노화 방지 등의 작용을 하는 순간대사 호르몬인데, 이들 3가지 필수지방산들이 바로 프로스타글란딘 생성의 원료 물질이라는 점이 중요한 것입니다.

콩 속에 들어 있는 비타민은 비타민B군과 비타민E · 비타민A · 비타민K 등이며, 미네랄은 칼슘 · 인산 · 망간이 주종을 이루

고 있습니다. 또 한 가지 괄목할 만한 콩의 성분은 레시틴lecithin이
라는 물질입니다. 레시틴은 주로 콩류 식품을 원료로 하여 얻어지
는 물질로서 지방을 에너지로 바꾸어주는 일을 합니다.

콩 속에 들어 있는 섬유질은 피에 녹아드는 가용성 섬유질과
불용성 섬유질이 함께 들어 있어 혈중 콜레스테롤의 양을 조절하
기도 하고, 인슐린의 소모량까지 조절할 수 있어 만성 질병 발생
을 줄이는 길이 됩니다.

(4) 수수 – 면역 기능 항진 식품

수수는 빈혈 치료, 조혈, 청혈 효과를 나타냅니다. 청혈이란 피
를 맑게 해주는 것이므로 면역 기능을 항진시킵니다. 수수라는 곡
식은 원래 붉은색이므로 이 붉은색과 심장·혈관·소장이 깊은
연관 관계를 가지고 있어서 수수가 조혈제 또는 빈혈 치료제임을
쉽게 알 수 있습니다. 수수의 씨눈 속에 들어 있는 아미그달린
amygdalin은 천연의 항암 식품이라고 할 수 있으며, 생체 내의 산소
이용률을 극대화시키는 비타민B_{15} 즉 판가민산이 함께 들어 있습
니다.

(5) 율무 – 자양강장, 혈당 강하 작용

율무에는 코익세놀라이드coixenolide를 위시하여 전분 51.9%,
단백질 17.6%, 지방 7.2%, 수분 10% 그리고 각종 지방산이 함유
되어 있습니다. 그중에서도 코익세놀라이드라는 성분은 복수암

의 증식을 억제한다는 발표가 있었으며, 약리 실험을 통해 혈압 강하와 혈당 강하 작용이 있다고 알려져 있습니다.

율무를 상식常食하면 위가 순화되고 장의 활동을 도와주며 폐를 맑게 해주는 효능도 있다고 합니다. 맹장염·신장염·고혈압·소화불량·기관지염·천식 등에도 이 율무를 처방하고 있으며, 무사마귀가 몸에서 떨어져나가게 함으로써 항암 작용을 기대하며 애용되는 만큼 율무는 우수한 약성을 지니고 있는 것이 확실합니다.

한방에서는 율무를 자양강장제로서 피부 미용이나 구취 제거에 탁월한 효능이 있다고 인정합니다. 율무는 혈당 강하 작용 때문에 당뇨 환자들에게서도 사랑을 받는 약성 식품입니다. 그러나 이런 약효를 기대하여 많은 양을 섭취하면 임신 초기의 임산부에게는 자연유산이라는 역작용도 있으므로 주의를 요하며, 남성에게는 성 기능이 떨어지는 경우도 있다고 알려져 있습니다.

(6) 보리 – 당뇨 환자의 희망

만성 질병의 급증 현상 속에서 새로운 평가를 받고 있는 곡식입니다. 특히 당뇨 환자의 증가는 보리를 유명한 곡식으로 부상시켰습니다. 보리에는 당질·지방질·단백질을 위시한 3대 영양소와 비타민B_1·비타민B_2·비타민B_3·비타민B_6·비타민B_{15}·비타민B_{17} 등이 고루 들어 있습니다.

비타민B_2는 산화를 억제하는 효소 작용을 돕고, 비타민B_1은 당질의 대사에 관여하여 혈액을 맑게 하는 데 도움을 줍니다. 보리밥은 장내의 세균 활동을 왕성하게 하여 자체 내에서 합성되는 비타민의 양을 증가시키고 있습니다.

특히 비타민B_5와 비타민B_6을 많이 합성시켜 혈압 조절을 위시하여 혈당 강하, 변비 해소, 충치 예방에 효능을 보이는가 하면, 임파구의 생성을 촉진시켜 면역 기능을 왕성하게 함으로써 질병에 대한 저항력을 길러주며 이상세포 파괴에 일익을 담당합니다.

(7) 옥수수 - 이뇨 식품

곡식 중에 특히 비타민E가 많이 들어 있는 것이 밀과 옥수수입니다. 비타민E라는 토코페롤은 혈관 벽의 유연성을 유지시켜주며, 항산화제로서 세포의 변성을 막아주기 때문에 항암성까지 인정되고 있는 비타민 중의 비타민입니다.

옥수수는 위장과 신장을 튼튼히 하고 특히 정력 식품으로 인기가 좋으며, 옥수수염은 특유의 이뇨 작용에 의해 부종, 소변 불통, 당뇨, 고혈압, 신결석, 방광결석, 각혈, 토혈 등에 처방되고 있습니다.

영양가도 높아서 탄수화물 중에는 포도당·자당·호정(糊精, dextrin)의 분포도가 높습니다. 비타민A·비타민D·비타민E·비타민F·비타민B군 등이 다양하게 함유되어 있으나 콩과 더불어 비타민C가 들어 있지 않은 것은 결점입니다.

옥수수에 함유된 단백질은 필수아미노산이 주종을 이루지만,

성장에 관계하는 트립토판Tryptophan · 글리신glycine · 라이신Iysine 등의 필수아미노산이 들어 있지 않은 것은 큰 결점이기도 합니다. 그러나 리놀산 · 리놀렌산 등의 필수지방산이 들어 있어 결점을 보완합니다.

옥수수가 체내의 결석 형성을 제어하는 것은 비타민F라는 필수지방산 때문입니다. 비타민F는 혈관 벽을 유연하고 튼튼하게 해주며, 동맥경화와 혈압을 예방합니다. 세포의 노화를 방지해주기도 하며, 머리털이 희어지거나 빠지는 것도 예방할 수 있게 합니다.

(8) 참깨 · 들깨 – 토코페롤의 보고

깨에는 세포에 산소를 공급하여 암세포의 생성을 억제하는 판가민산이 들어 있고, 결석과 동맥경화를 예방해주는 비타민F가 함유되어 있습니다. 또한 당뇨를 예방하고 치유하는 물질인 섬유질이 12.1% 들어 있고, 인체 내에서 합성되지 않는 필수지방산들인 리놀산 · 올레인산 · 아라키돈산 · 리놀렌산이 들어 있습니다.

역시 필수아미노산인 트립토판 · 메티오닌methionin · 시스틴cystine이 들어 있습니다. 또한 강력한 항결핵제인 PASPara-aminosalicylic acid나 스트렙토마이신streptomycin보다 살균력이 강력한 카프린산capric acid이 들어 있습니다. 혈관의 유연성을 유지해주고 세포의 노화를 막아주는 비타민E라는 토코페롤의 보고이며, 단백질 19.7%, 지방 45.5%, 수분 7.7%, 당질 8.9%, 섬유질

12.1%, 회분 4.3%, 칼슘, 인 등의 미네랄과 각종 비타민들이 고루 분포되어 있습니다.

동양의학에서 주장하는 오장오색의 관념에서 볼 때 깨는 신장·방광·기관지·폐 그리고 간장과 쓸개에 약효가 있는 식품입니다. 참깨에 들어 있는 카프린산은 합성 약품인 PAS나 SM이라는 항결핵제보다 살균력이 강력하다는 보고가 나와 있습니다.

또한 민물조개·바지락·대합·오징어·은어 등을 먹고 식중독에 걸렸을 때 참기름 한 숟갈을 먹으면 즉효가 있는 것으로 보아서 참기름의 살균 작용이 강력한 것만은 분명합니다. 깨에 포함된 항산화 물질 중 세사미놀sesaminol과 세사민sesamin은 강력한 황산화 작용으로 깨끗한 혈액이나 건강한 혈관을 유지하는 데 도움이 됩니다.

세사미놀 배당체는 장내 세균에 의해 세사미놀로 변환되며, 이 성분은 우리 몸에서 끊임없이 발생하는 유해 활성산소를 중화시키는 작용을 합니다. 참깨를 볶을 때 세사민이 일부 분해하여 생기는 세사몰sesamol과 세사미놀 배당체가 우리 체내에서 분해하여 생기는 세사미놀 등은 강력한 항산화력을 가지고 있으며, 체외에서는 항산화력이 없는 세사민도 체내에서는 항산화력을 나타냅니다. 참기름에도 세사민·세사몰 등이 다량 함유되어 있는데, 이것이 참기름이 산패가 잘 안 되는 이유입니다.

세사미놀은 강력한 항산화 작용을 가지고 있어서 특히 혈관 벽을 두껍게 만드는 원인 물질인 나쁜 콜레스테롤LDL이 생성되는 것을 방지해줍니다. 숙취의 원인인 아세트알데히드의 분해 속도를 빠르게 하여 숙취 해소에도 도움이 됩니다. 그러나 열량이 높기 때문에 많이 섭취하는 것은 금물이며, 하루에 큰 숟갈 하나 정도의 분량이 적당합니다.

들깨는 40%가 기름이며, 그중의 63%가 오메가3 지방산으로서 식품 중 오메가3 지방산이 가장 많이 들어 있는 오메가3의 보고입니다.

볶은 들깨를 그대로 두면 산화가 잘 안 되나 갈아서 보관하면 산화가 빨리 일어납니다. 그러므로 볶은 들깨를 한꺼번에 갈아서 보관하지 말고 껍질째 두었다가 먹을 만큼만 갈아서 먹는 것이 좋습니다.

2) 채소류

(1) 마늘 - 나쁜 콜레스테롤 감소와 피를 맑게 하는 식품

마늘에는 성욕을 자극시켜 성기의 발기를 왕성하게 하는 알리신allicin과 성 기능을 촉진시키는 스코르디닌scordinin이라는 성분이 들어 있어서 불가佛家에서는 금기 식품으로 여기고 있습니다. 알리신이라는 성분은 비타민B₁과 결합하여 체내에 활력을 불어넣는 활성비타민인 알라지아민이 되기 때문입니다.

마늘에는 수분 77%, 당질 20%, 단백질 1.3%와 함께 칼륨 · 유황 · 규산 · 염소 · 소다 · 인 등의 생리 물질과 비타민A · 비타민

B·비타민C·비타민E가 들어 있습니다. 그리고 생체 내에서 산소 이용률을 증가시키는 게르마늄이 754ppm이나 들어 있어서 생강과 더불어 항암 식품으로 유명합니다.

동양의학에서는 마늘이 태양·양명에 속하며, 기는 오장을 통해 한과 습을 없애주고 사악함을 물리치며 육류 식품을 소화시키는 힘이 크다고 가르쳐줍니다. 유기 유황 성분인 알린Allin은 심혈관 질환을 예방해주고 항균 작용과 항바이러스 효과도 뛰어납니다. 항산화 기능이 있어서 노화를 방지해주는데, 날것으로 먹어도 효과가 좋으나 흑마늘을 만들어 먹으면 더욱 좋습니다.

마늘은 정력 증강, 식욕 증진, 피로 회복에 좋을 뿐만 아니라 신경통, 류머티즘, 관절염, 임신중독증, 갱년기 질환, 알레르기 질환, 신진대사 이상 등에도 효능이 있습니다. 세포에 활력을 불어넣어 세포를 젊어지게 하고, 변비로 고심하는 사람의 변통을 좋게 하며, 혈장 콜레스테롤을 제거하여 혈액 순환을 원활하게 합니다. 고혈압에도 도움이 되고, 암세포를 억제시켜 암을 예방합니다.

마늘 냄새의 근원인 알리신은 혈소판에 작용하여 혈액이 뭉쳐 혈전이 되는 것을 방지해줍니다. 또한 스코르디닌 성분은 혈관을 확장시켜 혈액 순환에 도움을 줍니다. 이 밖에도 나쁜 콜레스테롤을 감소시키는 작용이 있어서 혈액을 맑게 합니다. 갑자기 마늘을 많이 먹으면 설사를 할 위험이 있습니다. 그러므로 처음부터 너무 무리하는 것은 금물이며, 하루 1~2쪽이라도 장기간 먹는 것이 좋습니다.

(2) 양파 - 혈압과 혈당 강하에 최고의 식품

양파에는 마늘과 마찬가지로 알린 성분이 많으며, 인산소다·석회·알리신·비타민A·비타민B군·비타민C·이눌린inulin·케르세틴quercetin 등의 생리 물질이 들어 있어서 지방을 녹여내는 작용이 강합니다. 또한 탁한 혈액이나 손상된 혈관을 회복시키며, 매운맛을 내는 유화프로필 성분은 섭취한 영양소가 지방으로 변하는 것을 막아주고 당대사를 촉진하여 혈당치를 낮추어줍니다. 이때 유화프로필 성분은 가열하면 파괴되므로 날양파 그대로 섭취하는 것이 좋습니다.

양파의 케르세틴은 항산화 작용으로 혈관을 강화시키기 때문에 고혈압·동맥경화증 환자들이 즐겨 먹어야 할 성분입니다. 중국인들이 기름진 음식을 즐겨 먹는데도 고혈압이나 뇌졸중 또는 동맥경화증 같은 혈관성 질병이 적은 것은 양파나 마늘 속에 함유된 케르세틴 같은 성분이 발병을 억제하기 때문일 것입니다.

케르세틴의 또 다른 효과는 알레르기 현상을 억제한다는 것입니다. 알레르기 현상을 억제한다면 이는 면역 기능을 정상화시킨다는 것과 같아서 근래에 급증하는 혈관성 질병이나 암성 또는 만성 간염 환자들 모두가 즐겨 먹어야 할 식품이 아닌가 싶습니다.

케르세틴 함량이 높은 붉은색의 양파 껍질을 달여서 차 마시듯 복용하면 혈압 강하 작용을 기대할 수 있습니다. 양파는 인슐린 분비를 촉진시키는 작용과 함께 당뇨로 인해 생기기 쉬운 각종 성인병 예방에 효과를 나타냅니다.

기름진 음식을 섭취하여 혈액이 응고되기 쉬운 상태에서도 혈전을 예방하여 혈액을 정상화시키므로 심근경색·뇌경색을 예방하고, 혈액 중의 나쁜 콜레스테롤 수치를 저하시켜 동맥경화를 예방합니다. 특히 양파 속의 글루타티온Glutathione 유도체는 당뇨의 주요 합병증인 백내장을 방지하는 역할을 합니다.

양파는 혈액을 묽게 하는 작용으로 혈액의 점도를 낮추어 끈적거리지 않는 맑고 깨끗한 혈액으로 만들어 혈압과 혈당을 내려줍니다. 인슐린 분비 촉진, 콩팥 기능 증진, 간장의 해독 작용과 조혈 기능, 주독酒毒의 중화, 중금속의 해독과 분해, 감기 퇴치, 거담 작용, 소화 촉진, 변비, 생리 불순, 유방종양, 탈모 예방과 치료, 불면증, 진정제나 신경안정제의 역할, 허약 체질이나 신경쇠약의 원기 회복, 피부 미용, 잔주름 예방, 정력강장제 등의 효능과 함께 대장균이나 식중독을 일으키는 살모넬라균을 비롯한 병원균을 살균하고 습진이나 무좀 등에도 좋습니다.

지방의 함량이 적으나 채소로서는 단백질이 많은 편이며, 칼슘과 철분의 함량이 많아 강장 효과를 돋우는 역할을 합니다. 양파의 뛰어난 점은 아무리 많이 먹어도 부작용이 없다는 것입니다. 새로 이사한 집에서 페인트 냄새 등 잡냄새가 날 때에도 한 공간에 3~4개의 날양파를 열십자로 잘라서 신문지를 깔고 그 위에 놓아두면 잡냄새를 없앨 수 있습니다.

(3) 생강 - 게르마늄의 보고

생강은 명실 공히 대한약전에 올라 있는 법률적인 의약품입니다. 생강에는 진게론·진기베론·진기베렌·시네온·쇼가올·시트랄·필란트렌·메틸헵테론·캄펜·게르마늄 등의 약용 성분들이 풍부하게 들어 있습니다. 근래에 게르마늄이라는 원소가 생체 내의 산소 이용률을 높인다고 하여 생강이 암 환자의 기호식품으로도 애용되고 있습니다.

유기 게르마늄은 산소 대용 물질로 효능이 있어서 고혈압 환자와 암 환자의 치료에 응용됩니다. 게르마늄은 지표수에도 가끔 미량으로 들어 있는 것이 확인되지만, 생강·마늘·파·인삼·클로렐라 등에 많이 들어 있어서 의약품으로도 사용되고 있습니다.

생강의 약효는 방향성 건위제健胃劑의 기능이며, 식욕증진제로도 각광을 받아 많이 처방되고 있습니다. 위장을 보호해주고 따뜻하게 해주기 때문에 헛구역질과 설사에도 효능이 있어서 민간요법으로도 많이 쓰이고 있습니다. 감기몸살의 해열제로 생강차를 많이 마시고 두통과 신경통, 기침이나 해수병에도 효과가 있습니다.

(4) 부추 - 항산화 작용과 해독 효과

부추는 몸을 따뜻하게 하는 채소로서 알린·비타민E·셀레늄·식이섬유 등이 함유되어 있습니다. 그중에서도 셀레늄은 활성산소의 독을 제거하는 효소를 구성합니다. 부추의 독특한 향은 마늘과 양파에 들어 있는 알린 성분인데, 알린은 유황 화합물로서 항산화 작용이 강하며 각종 독성을 해독하는 효과도 가지고 있습니다. 부추의 식이섬유는 변비 해소에 좋습니다.

(5) 시금치 - 비타민과 미네랄의 보고

시금치에는 비타민A · 비타민B · 비타민C · 비타민D가 고르게 분포되어 있습니다. 시금치 100g 중에는 비타민B_1 0.12mg, 비타민B_2 0.3mg, 비타민B_3 1mg이 들어 있으며, 비타민A는 8,000IU가 들어 있는데 성인의 경우 1일 비타민A 권장량은 5,000IU입니다. 학자들이 권장하는 1일 필요량보다 훨씬 많은 양이 들어 있는 것입니다. 비타민A라는 생리 물질은 베타카로틴β-carotene성분에서 출발하여 생성되는데, 이 베타카로틴은 항암 물질로 확인되고 있습니다.

라이너스 폴링(노벨화학상과 노벨평화상을 수상한 미국의 물리화학자. 비타민C의 연구자로 93세까지 살면서 매일 12g의 비타민C를 먹은 것으로 유명함) 박사는 비타민A의 1일 권장량이 5,000IU이라도 암 환자들에게는 1일 25,000~35,000IU까지 투약할 수 있다고 했습니다. 그래야만 항암 효과를 기대할 수 있다는 것입니다.

즉, 시금치를 하루에 500g 섭취하는 것으로도 항암 효과를 기대할 수 있는 것입니다. 또한 시금치에는 100g당 100mg의 비타민C가 들어 있고, 항빈혈 인자인 엽산이 들어 있어서 빈혈 환자들이 즐겨 먹어야 할 채소입니다. 민간요법으로 폐결핵 · 토혈 · 당뇨·숙취·빈혈·변비에 시금치 즙이 쓰이며, 백내장이라는 안과 질환에도 시금치 삶은 물이 보조제로 사용된다고 합니다. 시금치에 들어 있는 사포닌이 요산을 분리하고 배설하므로 류머티즘·통풍 환자에게도 권장할 만한 채소입니다.

(6) 양배추 - 위장병에 효과

양배추에는 단백질·당질·지방질은 물론 회분·셀레늄·유황·인·철분 등의 미네랄이 많이 들어 있습니다. 그리고 비타민A·비타민B군·비타민C·비타민E·비타민K·비타민U가 들어 있어서 비타민의 창고라고 불릴 만큼 풍부한 비타민이 함유되어 있습니다. 특히 괄목할 만한 것은 위산과다증이나 위궤양에 치료 효과가 있는 비타민U입니다. 양배추를 원료로 하여 비타민U를 추출하고 제품화시킨 것이 위장병 치료제로 시판되고 있습니다.

(7) 브로콜리 - 대표적인 항노화 식품

채소 가운데 영양가가 많은 것으로 손꼽히는 브로콜리에는 100g당 비타민C 114mg, 카로틴 1.9mg, 칼륨 164mg, 칼슘 150mg 등이 들어 있으며, 철분은 1.9mg으로 다른 채소에 비해 2배나 많이 들어 있습니다. 비타민C는 레몬의 2배, 감자의 7배로 채소 중에서도 두드러지게 많습니다.

비타민E는 고춧잎과 쑥갓 다음으로 풍부합니다. 철분은 비타민C와 함께 섭취하면 흡수율이 높아지는데, 브로콜리에는 비타민

C와 철분이 많이 들어 있어서 특히 여성들에게 좋은 채소입니다. 비타민C와 카로틴을 풍부하게 함유하고 있어서 만성 피로에 효과적이며, 질병에 대한 저항력을 증가시켜 허약 체질을 개선하고 고혈압이나 불면증이 있는 사람에게 적합합니다.

피를 맑게 하여 암과 각종 성인병을 예방해주며, 노화를 방지시켜 탄력 있고 매끈한 피부를 가꾸어줍니다. 동맥경화를 예방할 수 있고, 풍부한 식이섬유 덕분에 만병의 근원인 변비도 말끔히 사라지며, 기미나 주근깨 등 색소침착色素沈着을 막아줍니다.

(8) 케일 - 체질 개선의 챔피언

케일 녹즙 한 잔에는 우유 265잔 분량의 각종 미네랄과 비타민이 함유되어 있으며, 사과 470여 개, 토마토 120여 개, 양파 80여 개, 포도 40여 송이, 바나나 90여 개와 맞먹습니다. 녹황색 채소 중 베타카로틴의 함량도 가장 높습니다.

케일 녹즙을 한 잔 마시면 다른 채소 한 광주리를 먹은 것 이상의 효력을 발휘한다고 볼 수 있습니다. 그래서 케일을 체질 개선의 챔피언이라고 합니다. 체질 개선이 질병 치료와 건강 증진의 지름길이라면 케일은 자연이 인간에게 내린 최고의 선물이라고 할 수 있습니다.

세계보건기구에서도 케일을 최고의 채소라고 평가했습니다. 케일을 먹으면 기생충이 없어지고, 방사선 등의 유독 성분이 체내에서 해독되며, 니코틴 제거 효능이 있어서 애연가들에게 특히 권할 만한 생즙입니다. 생즙을 내고 난 찌꺼기로 세수를 하거나 욕조에 넣고 목욕을 하면 피부가 매끈해집니다.

(9) 신선초 – 강정·강장 건강식품

신선초에는 비타민A·비타민B_1·비타민B_2·비타민B_6·비타민B_{12}·비타민C와 함께 철분·인·칼슘 등이 골고루 들어 있습니다. 따라서 빈혈·고혈압·당뇨병·신경통에 효능이 있으며, 게르마늄 성분이 함유되어 있어서 증혈 작용, 항균 작용, 간 기능 촉진 및 해독 작용, 말초혈관 확장 작용, 항알레르기 작용을 합니다. 게르마늄 성분은 혈액을 청소하고 세포를 활성화시킴과 동시에 체내에서 암세포 증식을 중단시키는 인터페론의 역할을 하는 물질로 주목을 받고 있습니다.

신선초는 이처럼 우리 몸에 필요한 수많은 유효 성분을 골고루 갖추고 있기 때문에 고혈압·당뇨·동맥경화·암·간 질환·심장병 등의 예방에 좋으며, 탈모도 방지해주는 약초로 불립니다. 신선초는 근래에 그 영양가가 알려져 건강식품 약용 채소로 큰 인기를 얻고 있는 미나리과의 채소입니다.

(10) 컴프리 – 기적의 풀

컴프리Comfrey는 프랑스어로 '병을 다스리다'라는 뜻이며, 나라에 따라 기적의 풀, 밭의 우유, 채소의 왕 등으로 불릴 만큼 영양 성분이 뛰어난 영초입니다. 컴프리는 푸른 채소 중에서 단백질을 비롯한 비타민과 미네랄이 동물의 간에 비교할 만큼 골고루 풍부하게 들어 있는 식품입니다. 일반 성분은 다른 채소와 비슷하나 특수 성분으로는 비타민B$_{12}$와 유기 게르마늄이 함유되어 있습니다.

일반적인 다른 식물에서는 찾아보기 힘든 비타민B$_{12}$는 컴프리의 잎털 부분에 들어 있는데, 조혈 작용과 간세포 재생에 효과가 있고 당뇨 환자의 말초신경 장애 치료에도 유효합니다. 아란토인 성분은 항암 작용을 하고, 게르마늄은 인터페론 생성을 촉진하므로 간 환자에게 매우 좋습니다. 흡수된 유기 게르마늄은 체내에서 산소를 신체의 구석구석에 공급하는 작용을 하여 활력을 부여합니다. 또 게르마늄은 탈수소 효과를 가지고 있어서 치조농루같이 포도상구균에 의한 모든 병에 살균 효과를 나타낸다고 알려져 있습니다.

(11) 알팔파 – 비타민이 풍부한 알칼리 식품

알팔파alfalfa는 비타민A · 비타민E · 미네랄 · 단백질을 많이 함유하고 있는 알칼리 식품입니다. 이상적인 건강식품이라고 하여 화제에 오르고 있는 채소입니다. 모양은 숙주나물과 비슷하며, 날 것으로 먹으면 향긋한 풀 냄새가 납니다. 향기가 싫은 사람은 살짝 데치거나 기름 또는 버터에 볶아 먹으면 좋습니다. 주로 샐러드나 햄버거에 넣어 먹으며, 당뇨에 좋다고 하여 녹즙으로 많이 이용됩니다.

(12) 미나리 – 강장과 해독 효과

미나리는 알칼리성 식품으로 피를 맑게 해주는 기능을 가지고 있어서 고혈압 · 심장 질환 · 당뇨 등에 효과를 보이며, 충치를 예방하기도 합니다. 한방에서는 잎과 줄기를 수근水芹이라는 약재로 씁니다. 고열로 가슴이 답답하고 갈증이 심한 증세에 효과가 있고, 이뇨 작용으로 부기를 빼주는 한편 강장과 해독 효과도 가지고 있습니다. 그러나 미나리는 차가운 음식이므로 몸이 차거나 저혈압인 사람에게는 좋지 않습니다.

(13) 당근 – 제암制癌 효과

당근에 들어 있는 약성 물질은 주로 비타민A · 비타민B군 · 비타민C를 위시하여 전체 회분의 37%가 칼륨이라는 알칼리성 미네랄입니다. 이 칼륨이라는 미네랄 때문에 당근이 알칼리성 식품이 되는 것입니다. 당근이 항암 식품으로 각광을 받게 된 것은 당근이 지닌 붉은색과 노란색의 카로틴carotin이라는 색소 때문입니다.

당근의 색이 붉은색이라 하여 심장이나 혈관, 소장에만 효능이 있는 것이 아닙니다. 당근 특유의 이뇨 작용 때문에 신장 기능에도 도움을 주며, 진해거담 작용으로 기관지를 보호하여 목이 심하게 쉰 사람들에게도 애용될 수 있는 약성 식품입니다. 숙변 제거와 체내 독소 제거에도 좋습니다.

(14) 연근 – 독성 물질의 해독제

연근 속에 들어 있는 성분은 주로 당질이며, 각종 아미노산으로 아르기닌 · 아스파라긴asparagine · 티로신Tyrosine · 티록신Thyroxine · 레시틴 · 펙틴pectin 등이 농축되어 있습니다. 비타민C도 풍부하게 들어 있습니다.

아스파라긴은 니코틴 해독 작용을 비롯하여 각종 독성 물질에 대한 해독 작용을 하는 물질입니다. 이 물질이 결핍되면 몸이 허약해지고, 천식이나 두드러기 같은 알레르기성 질환에 잘 걸리며, 정도가 심하면 위궤양을 일으키기도 합니다. 아르기닌과 티로신은 성장과 발육을 관장합니다. 레시틴은 강장 · 강간의 작용을 가지고 있으며, 두뇌를 좋게 하고 혈중에 지방이 많이 축적되는 것을 예방해줍니다.

(15) 무 – 소화 촉진제

무에는 단백질 1.32%, 지방 0.83%, 섬유질 0.83%, 회분 1.46%, 인 0.15%, 석회 0.02%, 포도당, 전분이 들어 있으며, 디아스타아제 · 글리코타아제 · 갈락타아제라는 소화효소들이 있습니다. 무의 소화 흡수율은 단백질 68.4%, 지방질 6.5%, 탄수화물 97.1%에 이르러 소화도 잘 되고 흡수율도 좋은 약성 식품입니다.

무에 들어 있는 비타민은 주로 비타민C인데, 무잎에 들어 있는 비타민A · 비타민B · 비타민C · 미네랄을 감안한다면 뿌리만 먹을 것이 아니라 무잎까지 먹는 것이 현명합니다. 무즙은 담배를 많이 피우는 사람들이 니코틴 해독제로 사용해왔고, 담석증에도 민간약으로 사용되었습니다. 그 이유는 무즙이 담즙과 함께 협동 작용을 일으켜 담석을 용해하는 작용을 하기 때문입니다.

(16) 감자 – 칼륨이 풍부

감자에는 수분 75%, 녹말 13~20%, 단백질 1.5~2.6%, 무기질 0.6~1%, 환원당 0.03㎎, 비타민C 10~30㎎이 들어 있습니다. 질소 화합물의 절반을 차지하는 아미노산 중에는 밀가루보다 더 많은 필수아미노산이 함유되어 있습니다. 그리고 날감자 100g은 열량 80kcal에 해당합니다.

싹이 돋는 부분에는 알칼로이드의 일종인 솔라닌solanine이 들어 있습니다. 이것에는 독성이 있으므로 싹이 나거나 빛이 푸르게 변한 감자는 먹지 않도록 주의해야 합니다. 비만과 깊은 관련이 있는 당뇨의 경우 식사량을 조절하면 공복감 때문에 식이요법을 도중하차하는 경우가 많습니다. 섬유질이 풍부한 감자는 위 속에서 오랜 시간 머물러 허기를 적게 느끼도록 하므로 밥이나 빵, 면류 대신 주식으로 사용하면 좋습니다.

감자에는 인슐린을 만드는 데 없어서는 안 될 칼륨이 풍부합니다. 생감자의 즙은 매우 강력한 해독 작용을 가지고 있으므로 각종 약물의 급성 중독에 걸렸을 때에도 도움을 주는데, 이는 다량의 나트륨 · 황 · 인 · 염소 등 때문입니다.

(17) 비트beet - 적혈구 생성과 조혈造血 효과

흔히 사탕무로 번역되는 비트는 근공채根恭菜 · 홍채두紅菜頭 · 화염채火焰菜라고도 불리는 뿌리채소입니다. 뿌리의 겉껍질은 갈색 또는 진홍색을 띠고, 속은 백색 또는 적색을 띠는데 특유의 단맛이 있습니다. 비트에는 철분이 많아 적혈구 생성 및 조혈, 혈액 정화 작용에 뛰어난 효과를 보입니다. 그 외에 당뇨, 췌장 기능 정상화, 간염, 빈혈, 저혈압, 고혈압, 암, 부종, 피부병, 가려움증, 어린이의 성장 발육 촉진, 모발 성장, 골격 형성과 치아를 튼튼하게 하는 등 다방면에 효과가 있습니다.

섭취 방법으로는 당근과 비트의 혼합 즙을 만들어(혼합 비율은 비트 뿌리 50%, 당근 50%로 함) 매일 400㎖ 이상 마시면 좋습니다. 샐러드에 이용할 때에는 뿌리를 무채 썰듯이 썰어 사용하고, 삶을 때에는 물을 넉넉히 붓고 소금을 조금 넣어 한 시간쯤 푹 삶는데 식초를 조금 넣으면 색이 더 아름답습니다. 비트를 고를 때에는 큰 것보다는 직경 7~8㎝의 둥글고 매끈한 것이 좋으며, 수염이나 진흙이 묻어 있는 것이 신선도가 더 높습니다.

그 외에 달래, 쑥, 씀바귀, 냉이, 두릅나물, 느릅나물, 취나물, 죽순, 상추, 깻잎, 쑥갓, 파, 치커리, 오이, 가지, 더덕, 도라지, 우엉, 고추, 토마토, 호박, 피망 등도 좋은 채소류 식품입니다.

3) 해조류 · 어패류

(1) 김 – 혈전 용해, 청혈 작용, 나쁜 콜레스테롤 저하 작용

'육지는 유한有限하고 바다는 영원하다'라는 말이 있습니다. 이 말은 육지의 토양에 객토를 하지 않고 퇴비를 사용하지 않으며 화학비료와 농약만으로 농사를 짓기 때문에 토양이 점점 척박해 가고, 그나마 존재하고 있는 각종 미네랄과 땅속의 영양 물질도 빗물에 씻겨 바다로 흘러가고 있어서 생긴 말입니다.

그리하여 지금의 농산물과 약초는 100년 전의 농산물과 약초에 비해 영양소와 약효가 절반에도 못 미치고 있다고 합니다. 반면에 바다는 예나 지금이나 변함이 없어 100년 전의 해산물이나 지금의 해산물이나 영양소의 변화가 없습니다. 그러므로 육지의 농산물보다 해산물을 많이 섭취하는 것이 영양 관리를 위해서는 최선의 선택입니다.

김에는 지방질이 거의 없는 반면, 마른 김 다섯 장에 계란 한 개 분량의 단백질이 들어 있을 정도로 트레오닌 · 발린 · 로이신 · 이소로이신 · 리신 · 메티오닌 · 페닐알라닌 · 트립토판 · 글리신 · 알라닌 등의 필수아미노산이 풍부하게 들어 있어 30~40%가 단백질로 구성되어 있습니다.

비타민A · 비타민B_1 · 비타민B_2 · 비타민B_6 · 비타민B_{12} · 비타민C가 균형 있게 들어 있습니다. 특히 마른 김 한 장에 계란 두 개 분량의 비타민A가 함유되어 있으며, 비타민C는 채소에 비해 안정성이 뛰어난 것으로 알려져 있습니다.

미네랄도 나트륨·칼륨·칼슘·인·철 등이 다양하게 함유되어 있습니다. 그 외에 카로틴·리보플라빈·니아신·푸코에리트로빈·헤미셀룰로오스·소르비톨·둘시톨 등도 많이 들어 있어서 영양이 풍부한 식품입니다.

김에는 나쁜 콜레스테롤을 체외로 배설시키는 작용을 하는 성분이 들어 있어 동맥경화와 고혈압을 예방하는 효과를 나타냅니다. 상식할 경우 다량 포함된 가용성 섬유질(점액질)이 장의 연동운동을 촉진시킴으로써 변비 예방에도 효과가 있고, 당뇨와 암의 예방에도 좋습니다.

(2) 파래 - 나쁜 콜레스테롤 수치 저하와 변비 예방

파래는 체내의 나쁜 콜레스테롤 수치를 저하시키는 작용이 다른 해조류에 비해 뛰어난 해초입니다. 단백질 20~30%, 무기염류 10~15%, 비타민 500~1,000IU 정도인데 특히 알칼리성 원소가 많은 주요 미네랄 식품입니다. 또한 가용성 식이섬유질을 다량 포함하여 장의 연동운동을 촉진시킴으로써 변비 예방에도 효과가 있습니다.

(3) 다시마 - 섬유질·비타민·미네랄이 풍부한 종합 영양 식품

다시마는 혈전을 풀어주고 피를 맑게 하며 변비와 숙변 제거에 탁월한 식품입니다. 비타민A·비타민B_1·비타민B_2·비타민B_3·

비타민B₁₂ 등과 함께 알긴산 · 라미닌laminin · 타우린 · 칼륨 · 칼슘 · 철 · 요오드 · 마그네슘 · 셀레늄 등 각종 영양소를 함유하고 있는 알칼리 식품이자 섬유질 · 비타민 · 미네랄의 덩어리인 종합 영양 식품입니다.

성분은 종류에 따라 다릅니다. 그러나 대체로 수분 16%, 단백질 7%, 지방 1.5%, 탄수화물 49%, 무기염류 26.5% 정도이며, 탄수화물의 20%는 섬유소이고 나머지는 알긴산과 라미나린 등 다당류입니다.

다시마는 우유보다 칼슘이 13배, 비타민A가 4배, 철분은 130배 많으며, 섬유질은 보리쌀과 율무보다 5배, 표고버섯과 미역보다 3배 더 많습니다. 당뇨, 고혈압, 신장병, 심장병, 동맥경화, 위궤양, 변비, 관절염, 악성 빈혈, 허약 체질, 비만 등에 효과를 보이며, 신경 안정, 노화 방지, 나쁜 콜레스테롤 억제, 암 예방, 간염 등의 성인병 예방과 치료 효과가 있습니다.

(4) 매생이 – 청혈 작용, 심혈관 질환 예방

매생이는 오염되지 않은 깨끗한 지역에서 서식하는 녹조류로서 겨울철에 채취하며, 굵기는 머리카락보다 가늘고 미끈거리며 부드럽습니다. 10월 중순경부터 겨울 동안 번성하다가 4월부터 쇠퇴하며, 특유의 향기와 맛을 지니고 있어서 오래전부터 식용으로 애용되었습니다.

성분은 수분 15.6%, 당질 35.4%, 단백질 20.6%, 지방질 0.5%,

섬유질 5.2%, 회분 22.7%이며, 칼슘 574mg, 인 270mg, 철 43.1mg 등 각종 미네랄과 비타민 등을 많이 함유하여 피를 맑게 해주므로 대사성 질환 예방에 좋습니다.

(5) 미역 - 신진대사 촉진, 혈압 강하

미역은 식이섬유와 칼륨·칼슘·요오드 등이 풍부하여 신진대사를 활발하게 해주며, 산후 조리, 변비, 비만 예방, 철분과 칼슘 보충에 탁월하여 일찍부터 애용되어오고 있습니다. 미역과 다시마 속에 들어 있는 염기성 아미노산인 라미닌에는 혈압을 내리는 작용이 있습니다.

말린 미역에는 탄수화물 35%, 단백질 20%, 지방질 1% 정도가 함유되어 있고, 철·칼슘·알긴산의 함량이 많아서 그 양은 같은 양의 분유에 맞먹을 정도입니다.

미역은 칼슘의 함량이 많을 뿐 아니라 흡수율이 높아서 칼슘이 많이 요구되는 산모에게 좋으며, 갑상선호르몬의 주성분인 요오드의 함량도 높습니다. 핏속의 나쁜 콜레스테롤의 양을 감소시키는 효과도 있으며, 가용성 섬유질이 많아 장의 연동운동을 촉진시킴으로써 변비 예방에도 효과가 있습니다.

(6) 톳 - 혈관 유연, 골격 형성 촉진

톳에는 칼슘·요오드·철 등의 무기염류가 많이 포함되어 있어 혈관 경화를 막아주고, 가용성 식이섬유질을 다량 포함하여 장의 연동운동을 촉진시킴으로써 변비 예방에도 효과가 있습니다. 상용으로 먹으면 치아가 건강해지고 머리털이 윤택해지며, 임산부에게는 태아의 뼈를 튼튼하게 해주기도 합니다.

(7) 굴 – 당뇨 예방, 혈압 강하 효과

굴과에는 많은 종류가 있으나 식용으로 먹는 굴은 참굴이며 굴조개 · 석화石花라고도 부릅니다. '바다의 우유', '바다의 인삼'이라고 불릴 정도의 강장 식품입니다.

생굴에는 수분 79%, 단백질 10%, 지방 3%, 탄수화물 5%, 회분 2%와 그 외의 미량영양소 1%가 함유되어 칼로리와 지방질 함량이 적습니다. 칼륨 · 칼슘 · 아연 · 철 · 나트륨 · 타우린 · 셀레늄 · 비타민A · 비타민B · 비타민C · 비타민D · 비타민E · 글리신 · 글루타민산 등 각종 미량영양소가 많이 들어 있어서 당뇨에 더할 나위 없이 좋습니다. 다이어트, 빈혈 예방, 콜레스테롤 개선, 혈압 강하에도 좋은 스태미나 식품입니다. 그러나 5~8월은 독성을 가지는 산란기이기 때문에 여름에는 쉬었다가 가을부터 봄까지 먹는 것이 좋습니다.

그 외에 함초, 바지락, 재첩, 꼬막, 다슬기, 멸치, 황태 등도 좋은 해산물 식품입니다.

4) 버섯류

(1) 송이버섯 - 혈전 용해, 나쁜 콜레스테롤 저하 작용

버섯 속에는 다당체 · 레시틴 · 비타민D · 식이섬유 등이 함유되어 있습니다. 그중에서도 베타글루칸이라는 다당체Polysaccharide 성분은 항암 작용, 면역 기능 활성화와 증진, 간 기능 향상, 나쁜 콜레스테롤 제거, 혈액 순환 개선, 어혈을 풀어주고 혈전 생성을 억제하는 정혈 작용을 해줍니다. 그 때문에 당뇨를 비롯한 동맥경화 · 심장병 · 고지혈증 · 치매 등 난치성 질환자들의 식단에 널리 애용되고 있는 좋은 식품입니다.

다당체는 혈액 내에 잔류하는 나쁜 콜레스테롤을 낮추기도 하며, 과잉 섭취된 포도당까지도 조정하는 작용이 있어서 당뇨 환자들이 즐겨 찾습니다. 혈액 속에 과잉 섭취된 나쁜 콜레스테롤이나 당분을 조정한다는 것은 결국 피를 맑게 해주는 것이기 때문에 면역 기능이 향상될 수밖에 없습니다.

그래서 만성 간염 환자의 면역력 증강을 목표로 투여될 수 있으며, 암 치료의 면역요법 측면에서 다당체가 활용되고 있습니다. 실제로 피를 맑게 해주므로 버섯류 식품들은 만성 질병 환자의 식이요법에도 많이 권장되고 있습니다.

'피는 곧 생명'이며 체내의 모든 잘못된 부분을 피가 고치는 것이라면, 피를 맑게 해주는 것은 모든 병을 예방하는 일이자 치료를 위해서도 당연한 것입니다. 버섯은 칼로리가 낮아서 다이어트에 좋고, 천연 조미료로서도 아주 좋습니다. 비타민D가 많아서 골다공증에도 효과가 있고, 장의 연동운동을 촉진시켜 변비와 만성 장염에도 좋습니다.

송이버섯에는 단백질 2.5%, 지방질 0.8%, 탄수화물 6.8%와 함께 섬유질·비타민B_1·비타민B_2·에르고스테롤 등이 들어 있습니다. 송이버섯에는 전분과 단백질을 분해하는 효소가 많아서 과식해도 위장 장애를 주지 않으며, 지방 함량이 적을 뿐만 아니라 나쁜 콜레스테롤을 감소시켜주는 물질이 다량 함유되어 성인병 예방에 좋습니다.

송이버섯에는 위암·직장암을 예방하는 항종양 성분이 있어서 병에 대한 저항력 증가, 혈액 순환 촉진, 편도선염·유선염 등의 염증 치료에 효과를 나타냅니다. 섬유질이 많아서 변비 예방, 당뇨 치료에도 효과가 있습니다.

(2) 표고버섯 - 항암 작용, 면역 기능의 활성화

표고버섯에는 에리다데민이라는 물질이 있어서 체내의 나쁜 콜레스테롤 수치를 내리고 혈압을 낮추어주기 때문에 고혈압이나 동맥경화의 예방에 좋습니다. 이 밖에 비타민B_1·비타민B_2·비타민B_{12}도 풍부하게 함유되어 있습니다. 특히 비타민D의 효과를 가지는 에르고스테롤이 많이 함유되어 있어서 체내에서 자외선을 받으면 비타민D로 변합니다.

마른 버섯을 물에 불릴 때에는 에리다데민이 물에 녹아 나오므로 단시간에 불려야 하며, 녹아 나온 즙액은 버리지 말고 조리에 이용하는 것이 좋습니다. 요리에 표고버섯을 넣으면 고기 이상으로 감칠맛이 납니다. 이것은 구아닐산이라는 핵산계 조미료의 성분 때문이며, 향기는 렌티오닌이라는 전구물질 렌티닌산 성분 때문입니다.

(3) 느타리버섯 - 청혈 작용, 항암 효과

느타리버섯은 수분이 90% 이상이고, 나머지 10%는 단백질(2~3%)·지방질·당질·미네랄·비타민 등입니다. 칼로리가 거의 없는 데다 고단백이어서 다이어트와 성인병 예방에 좋은 식품으로 평가되고 있습니다. 비타민B_2·니아신·비타민D가 많이 포함되어 있으며, 미네랄로는 칼륨·인 등이 많이 들어 있습니다. 느타리버섯에는 당뇨, 종양, 고혈압, 요추동통, 근육경련, 수족마비, 나쁜 콜레스테롤 강하, 면역체계 강화 등에 효과가 있는 플루란Pleuran 성분이 들어 있습니다. 대부분의 버섯에 항암 효과가 있다고 알려져 있듯이, 직장암과 유방암을 대상으로 하는 연구에서 느타리버섯이 면역 기능을 높여 암세포의 증식을 정지시킨다는 연구 결과가 발표되어 세계적으로 주목을 받은 적이 있습니다.

(4) 새송이버섯 - 신진대사 촉진, 항산화 효과

대부분의 버섯에 항산화력을 지닌 비타민C가 매우 적은 데 비해 새송이버섯에는 비타민C가 느타리버섯의 7배, 팽이버섯의 10

배나 들어 있습니다. 일반 버섯에 주로 함유된 비타민B_1 · 비타민 B_2 · 나이아신 등은 검출되지 않지만, 다른 버섯에는 거의 없는 비타민B_6이 많이 들어 있습니다. 또한 악성 빈혈 치유 인자로 알려진 비타민B_{12}도 미량 함유되어 있습니다. 필수아미노산 10종 가운데 9종을 함유하고 있으며, 칼슘 · 철 등 신진대사를 원활하게 도와주는 미네랄의 함량도 다른 버섯에 비해 매우 높습니다.

(5) 팽이버섯 – 혈전 용해, 청혈 작용

팽이버섯 100g의 주요 성분은 수분 89.7g, 당질 5.4g, 단백질 2.7g, 지방질 0.5g, 섬유질 0.9g, 인 80mg, 칼륨 360mg, 비타민B_1 0.31mg, 비타민B_2 0.22mg, 니아신 8.1mg 등입니다.

(6) 목이버섯 – 피부 미용, 청혈 작용

버섯 전체가 아교질로 반투명하며 울퉁불퉁하게 귀처럼 생겼다고 하여 목이木耳버섯이라고 합니다. 직경 2~12㎝의 불규칙한 덩어리로 되어 있는 자실체는 물을 먹으면 묵처럼 흐물흐물해졌다가 건조되면 단단하게 굳어져서 수축하며, 다시 물을 먹으면 또 흐물흐물해지는 젤라틴 성질이 있습니다.

뽕나무 · 느릅나무 · 물푸레나무 · 닥나무 · 물참나무 · 너도밤나무 · 버드나무 등 활엽수의 고목에서 자생하는데, 표고버섯처럼 참나무 원목에 종균을 접종하여 농장에서 재배하기도 합니다. 건조한 목이버섯 100g 중에는 탄수화물 58.36g, 수분 13.7g, 섬유질 11.7g, 단백질 9g, 회분 4.6g, 칼륨 1.2g, 지방 1g, 인 210mg, 칼슘 180mg, 철 44mg, 니아신 4.1mg, 비타민B_2 1.1mg, 비타민B_1 0.19mg, 비타민D 등이 들어 있습니다. 부드럽고 쫄깃쫄깃한 맛이 일품이고 피부 미용에 효과가 있어서 여성들이 즐겨 찾는 식품입니다. 또한 식이섬유가 풍부하여 피를 맑게 하므로 당뇨 · 고혈압 · 중풍 · 심장병 등에 좋으며, 배변 활동을 좋게 하여 변비 · 설사 · 이질 등에도 효과가 있습니다.

그 외에 식용과 약용으로 혼용되고 있는 버섯으로는 양송이버섯, 싸리버섯, 뽕나무버섯, 꾀꼬리버섯, 석이버섯, 능이버섯, 말굽버섯, 운지버섯 등이 있습니다. 영지버섯, 상황버섯, 차가버섯 등은 주로 한방에서 약용으로 쓰이고 있습니다.

2장

효소 이야기

1. 우리의 생명은 이렇게 이어가고 있다

우리는 생명을 유지하기 위해 음식물을 섭취하여 그 영양소를 에너지로 활용하면서 새로운 세포의 끊임없는 생성과 낡은 세포의 지속적인 체외 배출로 생명을 이어가고 있습니다. 그렇다면 영양소는 어떤 과정을 통해 소화·분해·흡수·배설되며, 세포는 어떤 과정을 통해 생성되고 소멸되는 것일까요? 이 경이롭고 신비로운 생체의 오묘한 섭리를 생각하면 생각할수록 참으로 감탄하지 않을 수 없습니다.

그 과정을 나름대로 살펴보겠습니다. 음식물을 섭취하면 가장 먼저 입에서부터 소화가 되기 시작하여 위장과 소장, 대장을 거치면서 소화·분해됩니다. 분해된 영양소는 혈액으로 흡수되어 간과 심장을 거쳐 몸속 구석구석 세포에 들어가서 인체에 필요한 영양소로 쓰이고, 찌꺼기는 대장과 항문을 통해 몸 밖으로 배설되는 것입니다.

맨 처음 입에서 음식물을 씹게 되면 침 속에서 아밀라아제라는 효소가 분비되어 탄수화물을 분해하여 포도당으로 변환시키는데, 이때 음식물을 오래 씹으면 단맛이 나는 것은 탄수화물이 포도당으로 당화糖化되기 때문입니다.

이 음식물은 위장과 소장을 거치면서 다시 소화되고 분자 크기의 영양소로 잘게 분해되어 혈액으로 흡수된 뒤 세포에 들어가서 인체의 활동 에너지로 쓰입니다. 쓰고 남은 영양소는 피하조직과 근육, 간 등에 저장되어 있다가 필요할 때 꺼내어 사용하게 됩니다. 이때 영양소가 과잉 섭취되어 너무 많이 저장된다면 이것이 곧 비만입니다.

입에서 잘게 부서지고 침 속의 아밀라아제와 섞여 1차 분해를 거친 음식물은 식도를 거쳐 위장으로 들어가는데, 여기서부터 본격적인 소화가 시작되는 것입니다. 위장에서 pH 2~3 정도의 강산성이 분비되어 소화 환경이 만들어지면 효소인 펩신은 음식물 중의 단백질을 분해시키고, 아밀라아제는 탄수화물을 분해시키며, 리파아제는 지방을 분해시킵니다.

다시 음식물은 십이지장을 지나 소장으로 내려갑니다. 이때 췌장에서는 단백질과 지방, 탄수화물을 분해하는 소화효소를 분비하여 십이지장으로 보내어 십이지장에서도 소화가 이루어지도록 돕습니다. 이어서 소장으로 이동한 음식물은 췌장에서 분비한 아밀라아제(탄수화물 분해효소)·트립신(단백질 분해효소)·리파아제(지방 분해효소) 등의 효소와 간·쓸개에서 분비된 효소와 서로 협동

하여 섭취한 영양소가 혈관으로 잘 흡수될 수 있도록 잘고 미세하게 분해됩니다. 이렇게 음식물의 소화와 분해는 소화기관의 경로를 거치면서 여러 장기에서 진행되지만 흡수는 주로 소장에서 이루어지고 있습니다.

그런데 음식물이 입·식도·위장·십이지장·소장을 거치면서 모두 완전히 소화되어 세포로 흡수되는 것은 아닙니다. 일부는 덜 분해된 상태의 영양소가 혈관에 흡수되기도 합니다. 이렇게 되면 덜 분해된 영양소가 혈관을 타고 돌면서 어혈을 만들고 혈액을 탁하게 하여 고혈압·당뇨·아토피·변비·알레르기·암·관절염·신장병·간장병·위장병·췌장염 등의 각종 난치성 질환을 유발합니다.

또 덜 소화된 상태의 잔류 음식물이 대장으로 그냥 넘어가기도 합니다. 이렇게 되면 덜 소화된 상태의 잔류물이 대장 벽에 흡착되어 숙변으로 남고 대장 내에서 발효와 부패를 거듭하여 유해가스와 독소를 배출하게 됩니다.

대장에서 부패가 일어나면 그 증세로 방귀를 자주 뀌며 냄새가 심합니다. 또 소변과 대변에서도 악취가 심하게 나며, 변비가 생기고, 배변 후에는 잔변감이 있으며, 변이 가늘고 물에 가라앉습니다. 이런 증세가 한 가지라도 있다면 장내 부패가 일어나고 있다는 증거입니다.

대장까지 넘어온 덜 분해된 영양소나 덜 소화된 잔류물을 처리하는 데 절대적으로 필요한 것이 효소와 섬유질입니다. 이때 효소는 덜 분해된 영양소를 마지막까지 분해하여 영양소로 공급하며, 식이섬유는 그 잔류 음식물을 자기 몸으로 흡수하여 대변으로 안고 나와 대장을 깨끗하게 청소합니다.

이처럼 효소와 식이섬유는 체내 환경의 정화와 개선, 유해한 노폐물 제거, 세포의 활동과 모든 체내 기능이 순조롭게 진행될 수 있도록 합니다. 이렇게 볼 때 탄수화물·단백질·지방·비타민·미네랄 등 중요한 영양소를 아무리 많이 섭취하더라도 효소와 섬유질의 작용이 없이는 모두가 무용지물이 되고 마는 것입니다.

나무의 경우를 보더라도 자연 보존 상태가 좋은 비옥한 땅에서는 수백 수천 년을 살 수 있지만, 오염되고 척박한 땅에서는 몇 년을 살지 못하고 죽고 맙니다. 우리의 인체에서 나무의 뿌리에 해당될 수 있는 소화기관이 유해균으로 가득하여 부패로 인한 가스와 독소가 창궐한다면 우리의 몸은 온전히 지탱할 수 없게 되는 것입니다.

인체의 조직과 기관은 서로 유기체로 연관되어 있기 때문에 어느 한 조직과 기관이 나빠진다면 그곳만 나빠지지 않습니다. 연결된 고리를 따라 몸 전체에 영향을 미치게 되므로 모든 질서를 잡아주는 균형의 기초인 소화기관을 잘 다스려야 합니다.

인체에서 소화기관은 강의 상류와 같습니다. 강의 상류가 더러워지면 하류도 오염될 것이고, 상류가 깨끗해지면 하류도 깨끗해지듯이 소화기관이 깨끗해지면 몸 전체가 깨끗해집니다.

질병과 노화의 예방은 대장을 깨끗한 상태로 유지하느냐 그렇지 않느냐에 따라 결정됩니다. 토양을 오염되지 않게 하고 강의 상류를 깨끗이 하는 것이 자연을 온전히 보존하는 길이라면, 우리 인체에서 이 역할을 하는 것이 다름 아닌 효소와 식이섬유입니다. 효소와 식이섬유를 많이 섭취하여 장내 유익균을 증식시켜야 장내 환경이 좋아집니다. 그러려면 씨눈 달린 곡식류와 채소류·버섯류·해조류·과일류를 주로 섭취하되 껍질째, 씨째, 뿌리째, 열매째 먹는 것이 좋습니다.

2. 대사란 무엇인가

우리가 살아가면서 생명이 유지되고, 몸이 자라고, 생각하고, 활동하기 위해서는 수천 가지의 화학 반응이 일어나고 있는데, 이것을 신진대사新陳代謝 또는 물질대사物質代謝라고도 하며 줄여서 '대사'라고 합니다.

이 대사(화학 반응)에는 두 가지가 있습니다. 하나는 우리가 움직이고, 말하고, 생각하고, 힘이 나게 하는 이화반응(異化反應, 섭취한 음식물을 분해하여 에너지로 전환하고 찌꺼기를 배설하는 분해 반응 – 분해·배설)이며, 다른 하나는 세포 수가 늘어나 뼈가 자라고 몸을 자라게 하는 동화반응(同化反應, 영양소를 소화·흡수하여 우리 몸을 구성하고 있는 세포를 이루는 물질을 만들어내고 합성하는 반응 – 소화·흡수)입니다.

여기서 효소가 없이는 우리 몸에서 어떠한 화학 반응도 기대할 수 없습니다. 모든 대사는 이화반응과 동화반응의 연속적인 반복 작업으로 이루어지고 있는데, 오직 효소가 있을 때에만 이 일을 원활하게 수행할 수 있는 것입니다.

효소는 화학 반응(대사)을 일으키는 원동력으로서 신진대사가 왕성하게 일어나면 어떤 질병도 예방할 수 있고 활기 넘치는 건강을 유지할 수 있지만, 효소의 부족으로 신진대사가 원활하지 못하면 각종 질병이 찾아오며 노화도 빠르게 진행됩니다.

식사 후 나른하게 잠이 오는 식곤증도 소화효소의 과다한 낭비로 인한 에너지의 소모 때문이며, 심한 운동이나 과로를 한 후 기진맥진해지는 것도 피로 회복을 위해 대사효소가 과다하게 소모되어 나타나는 현상입니다. 신진대사가 원활해지기 위해 적정한 효소를 충분히 보유하고 있는 것이 건강 유지의 핵심입니다.

3. 효소란 무엇인가

효소는 미생물이 만들어낸 여러 종류의 아미노산(단백질)의 조합체로 이루어진 생체 활성 물질로서 미생물을 포함한 모든 동식물의 체내에 존재하며, 그 생물체 속에서 일어나는 각종 화학 반응을 촉매하고 제어합니다.

영어로는 엔자임Enzyme이라고 하는데 어원은 '효모 안에 있다 in yeast'라는 뜻입니다. 효소는 어느 한 곳에서만 생성되는 것이 아니라 생체 내의 모든 장기와 혈관과 조직과 세포에서 생성되며, 비타민·미네랄·호르몬의 도움을 받아 빠른 속도로 반응하여 생체 내의 모든 대사 과정에 관여합니다.

효소가 우리 몸에서 수행하고 있는 일은 헤아릴 수 없을 정도입니다. 섭취한 음식물을 소화·분해·흡수·배설시켜 생명을 지켜주고, 외부에서 침입하는 세균이나 이물질을 물리쳐 면역력을 높여주며, 과잉 생산된 활성산소를 제거하고, 혈전이 생겨 혈관이 막히는 것을 막아주며, 관절의 움직임이 나빠지지 않도록 도와줍니다.

뼈·근육·뇌·신경·혈액·내분비선 등에서 합성을 도와주고, 피하 조직과 간·근육에서 당의 저장을 도와주며, 지방을 지방 조직으로 바꾸어줍니다. 유해 물질의 해독解毒과 노폐물의 분해·배설을 촉진시키고, 혈당과 혈압이 높으면 낮게 낮으면 높게 조절해줍니다. 혈액을 정화시켜 당뇨·치매·고혈압 등 만성 질환을 예방하고 치료하며, 콜레스테롤을 없애서 혈관을 깨끗이 청소해줍니다.

생각하고 판단하고 말하고 보고 듣고 손과 발을 움직이는 것은 물론 늙은 세포를 신속하게 제거하고 새로운 세포를 재생·강화시키며, 체액을 약알칼리성으로 유지시켜 체질을 개선하고, 스트레스를 해소하며, 체내의 항상성을 유지해주는 등 이루 다 열거할 수 없습니다.

효소는 태아의 수정과 잉태에서부터 생명이 다하는 날까지 성장·발육·유지·소멸에 이르는 인체의 모든 대사 활동을 촉진시키는 촉매제입니다. 또한 생명을 영위하는 에너지의 근원으로서 효소의 작용이 없다면 지구상의 모든 생물은 한순간도 생명을 유지할 수 없음은 물론 손가락 하나 움직일 수 없습니다.

효소의 작용이 없다면 세포가 만들어지지 않고, 정자가 난자에 들어갈 수 없습니다. 상처가 났을 때 지혈이 되지 않고, 어떤 질병도 치유되지 않으며, 심지어 병원에서 각종 혈액 검사도 할 수 없습니다. 그래서 체내에 효소가 충분하면 노화는 천천히 진행되어 수명이 길어지고, 효소가 부족하면 질병에 취약해져 노화는 빨라지고 수명은 짧아지는 것입니다.

이렇게 많은 일을 하고 있는 효소이지만, 정작 효소의 크기는 보통 5~20나노미터로 대장균(2,000나노미터)보다도 훨씬 작습니다 (1나노미터=100만분의 1㎜). 수명도 그리 길지 않아서 짧은 것은 몇 시간, 긴 것이라야 수십 일(평균 1주일)에 불과합니다. 그러나 일을 하는 속도는 상상을 초월하여 카탈라아제라는 효소 한 개가 1초에 9만 개의 활성산소를 분해한다고 합니다.

이 방대한 일을 하는 작은 일꾼(효소)을 자동차에 비유해볼까요? 7대 영양소(탄수화물·단백질·지방·비타민·미네랄·섬유질·효소) 중에서 탄수화물·단백질·지방이 휘발유에 해당된다면 비타민·미네랄·섬유질은 윤활유에 해당되며, 효소는 배터리에 해당된다고 볼 수 있습니다. 또한 연소에 비유했을 때에는 탄수화물·단백질·지방이 장작에 해당된다면 비타민·미네랄·섬유질은 불쏘시개에 해당되며, 효소는 불씨(라이터)에 해당된다고 할 수 있습니다.

자동차에 배터리가 없으면 시동을 걸 수 없고, 아무리 장작이 많이 준비되어 있어도 라이터가 없으면 장작에 불을 피울 수 없지 않겠습니까? 마찬가지로 우리 인체에도 탄수화물 · 단백질 · 지방만 공급해주면 되는 것이 아니라 비타민 · 미네랄 · 섬유질 · 효소도 충분히 공급해주어 영양의 균형이 맞아야 에너지 대사가 왕성해지는 것입니다.

4. 효소는 생명의 불씨이다

효소영양학의 개척자이자 세계 1인자인 에드워드 하우웰 박사는 "모든 질병은 체내의 효소 부족에서 생기고, 수명 또한 체내 효소의 보유량에 따라 좌우된다. 즉, 우리 몸의 성장과 파괴는 효소에 의한 것이다"라고 하였습니다. 수명과 건강을 좌우하는 유일한 중요 영양소가 효소라는 것입니다. 식물이든 동물이든 생명체에는 이처럼 생명 유지에 필수불가결한 효소가 없이는 한시도 살아갈 수 없다고 합니다. 그래서 효소를 '생명의 빛'이라고도 하며 '생명의 불씨'라고도 합니다.

우리 몸에는 수천 가지의 효소가 여러 신체기관에서 각기 다른 임무를 수행하고 있는데, 각각마다 필요한 효소가 조금이라도 부족하면 질병이 생기고 수명이 단축됩니다.

효소를 자동차에 비유한다면 배터리에 해당되고, 연소에 비유한다면 불씨에 해당된다고 하였지요. 자동차에 배터리가 없으면 시동을 걸 수 없고, 장작을 태워야 하는데 라이터가 없으면 불을 피울 수 없지 않겠습니까?

생명체에 없어서는 안 될 이처럼 중요한 효소를 필자는 중학교 생물 시간에 배운 소화효소(아밀라아제 · 프로테아제 · 리파아제) 정도로만 알고 있었습니다. 그러다가 정작 효소의 중요성과 진면목을 알고 나서는 엄청난 효소의 역할에 대해 놀라지 않을 수 없었습니다.

5. 21세기는 효소의 시대이다

효소에 대한 연구는 날로 발전하고 있습니다. 이제는 효소의 체내 역할뿐만 아니라 건강한 유전자가 저장된 DNA를 체외에서 효소로 배양하여 병든 DNA를 잘라내고 건강한 DNA를 붙일 수 있는 연구를 위시하여, 환경오염의 주범인 이산화탄소를 효소로 정화시키는 방법도 상당한 수준까지 연구되고 있습니다.

또한 효소를 이용하여 산소 · 수소 · 탄소로 포도당을 만들고, 질소와 탄소를 이용하여 아미노산을 만드는 연구도 활발히 진행 중입니다. 총체적으로 오염된 지구 환경의 중화中和와 정화淨化의 해결사로서 또는 건강의 지킴이로서 21세기는 가히 효소가 주도하는 '효소의 시대'라고 해도 과언이 아닙니다.

6. 효소의 6대 작용

1) 소화 · 분해 작용

섭취한 음식물이 인체의 영양소로 쓰일 수 있도록 아밀라아제가 탄수화물을 분해시키고, 트립신과 펩신이 단백질을 분해시키며, 리파아제는 지방을 분해시키는 등 각종 영양소가 세포에 흡수되기 쉽도록 잘게 소화 · 분해시키며, 체내에 쌓인 각종 노폐물과 독소를 분해합니다.

2) 흡수 · 배출 작용

흡수되기 쉬운 상태로 소화 · 분해 · 흡수된 영양소를 혈액을 통해 전신의 세포에 골고루 공급하며, 섭취한 음식물 중 찌꺼기로 남은 잔류물은 대변으로 배출시킵니다. 또한 대장에 쌓여 있는 숙변과 독소를 분해하여 배설하며, 체내에 쌓인 각종 노폐물을 분해하여 땀이나 소변 등을 통해 몸 밖으로 배출시킵니다.

3) 혈액 정화 작용

혈액 속의 독이나 이물질을 분해하고 정화시켜 산성화된 체액과 혈액을 약알칼리성으로 환원시켜줌으로써 체질을 개선하고,

당뇨·치매·고혈압 등 만성 질환을 예방하며, 체내의 항상성을 유지시켜줍니다.

4) 세포 부활 작용

늙고 노화된 세포를 제거하고, 건강하고 싱싱한 새 세포를 끊임없이 생성하여 우리의 생명을 유지시켜주고 있습니다.

5) 항염·항균 작용

체내에 침입한 세균을 소멸시키고, 세균이 만든 독소를 분해하여 염증을 소염시키며, 백혈구를 증가시켜 저항력을 강화합니다.

6) 해독·살균 작용

간 기능을 강화시켜 외부로부터 들어온 독성 물질을 해독하고 분해하여 배출시킵니다.

7. 효소의 종류

체내에 필요한 효소의 수는 지금까지 알려진 것만도 3,000여 가지라고 합니다. 그러나 아직도 밝혀지지 않은 숫자가 얼마나 될

지 계속 연구 중에 있으며, 어떤 사람은 10만 가지가 넘을 것으로 추산하기도 합니다.

이 수많은 효소는 크게 '잠재효소'와 '먹거리효소'로 나누어집니다. 잠재효소는 오장육부와 체내의 모든 기관과 조직 등 자체적으로 내부에서 생성된다고 하여 '내부효소' 또는 '체내효소'라고도 불리며, 먹거리효소는 섭취하는 먹거리(음식물)를 통해 외부에서 얻어진다고 하여 '외부효소' 또는 '체외효소'라고도 합니다.

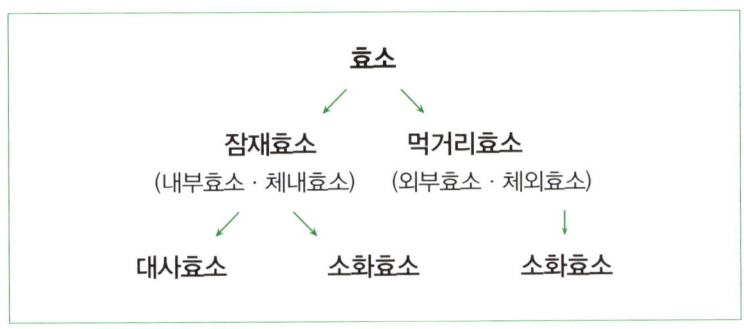

1) 잠재효소(내부효소 · 체내효소)

잠재효소는 다시 대사효소와 소화효소로 나누어집니다. 대사효소는 에너지 생성, 세포 생성, 면역 기능 유지, 노화 방지, 질병 치유, 활성산소 제거, 체내 독소 제거, 혈액 정화 등 인체 내의 생명 활동에 필요한 모든 전반적인 대사 작용에 쓰이는 효소입니다. 소화효소는 섭취한 음식물을 소화시키는 데 쓰이는 효소입니다.

즉, 소화효소 외의 효소는 모두 대사효소입니다.

잠재효소는 신체 각 기관이나 조직에서 자체적으로 생성되어 대사 작용이나 소화 작용이 필요한 곳에 때맞추어 가서 일을 하게 됩니다. 하지만 잠재효소는 일생 동안 무한정으로 생성되는 것이 아니라 일정량만 생성되도록 정해져 있기 때문에 최대한 아끼는 것이 좋습니다.

잠재효소에서 대사효소와 소화효소가 모두 만들어지지만, 대사효소와 소화효소가 따로따로 별도의 양으로 생성되는 것이 아니라 두 가지를 합쳐 전체의 양이 생성됩니다. 따라서 어느 한 가지를 너무 많이 소진하고 나면 나머지 한 가지는 사용할 것이 없어집니다.

예를 들어 잠재효소가 일생 동안 생성되는 양이 100이라고 합시다. 이때 대사효소로 50이 생성되고 소화효소로 50이 생성되는 것이 아니라 대사효소와 소화효소를 합쳐 100이라는 잠재효소가 생성되는 것입니다. 다시 말해 소화효소로 90을 사용했다면 대사효소로는 10밖에 사용할 수 없으며, 극단적으로 소화효소로 100을 다 사용했다면 대사효소로는 쓸 것이 하나도 없게 됩니다.

그러므로 소화효소를 너무 많이 사용해버리면 대사에 사용할 효소의 양이 적어져 대사 활동이 원활하지 못하게 됩니다. 그 결과 대사 관련 질병이 생기거나 자연치유력이 약화되므로 외부에서 먹거리를 통해 소화효소를 체내로 공급해준다면 잠재효소를 그만큼 아낄 수 있는 것입니다.

2) 먹거리효소(외부효소 · 체외효소)

먹거리효소란 우리가 매일 먹고 있는 음식물 중에서 익히지 않은 날먹거리生食에 들어 있는 효소를 가리킵니다. 열을 가하지 않은 생식에는 효소가 들어 있지만, 불에 익힌 음식火食에는 먹거리효소가 들어 있지 않습니다. 먹거리효소는 전적으로 음식물을 소화시키는 데에만 쓰이지만, 잠재효소를 아끼기 위해서는 외부에서 먹거리효소를 충분히 공급해주어야 합니다.

먹거리효소는 외부에서 생식이나 효소 식품을 통해 언제나 공급이 가능한데, 외부효소의 공급이 부족하면 잠재효소가 출동하여 소화효소의 일을 해야 하므로 잠재효소의 낭비를 초래하게 됩니다. 이렇게 되면 체내의 잠재효소가 고갈되어 생명은 더 이상 지탱할 수 없게 됩니다.

최근 학계의 연구 보고에 의하면 효소가 없는 음식물만을 섭취하였을 경우 타고난 수명의 절반도 살지 못하고 3분의 1 정도밖에 살 수 없다고 합니다. 그러므로 효소의 중요성은 아무리 강조해도 지나침이 없다고 생각합니다.

젊었을 때에는 체내효소가 충분하여 열심히 활동해주기 때문에 그런대로 건강이 유지되지만, 나이를 먹으면서 점차 효소가 줄어들어 효소 활동이 약화되고 몸은 점점 산화(노화)되는 것입니다. 80세인 사람의 타액 속에 있는 아밀라아제의 함유량을 측정해보았더니 25세의 사람보다 무려 30배나 적게 관찰되었다고 합니다.

이럴 때 외부에서 지속적으로 효소를 공급해준다면 체내의 물질대사는 왕성하게 진행될 수 있습니다.

8. 잠재효소의 생성량은 한정되어 있다

체력의 쇠퇴와 노화 그리고 질병이 쉽게 걸리는 것은 모두 잠재효소의 부족으로 인한 대사 장애 현상입니다. 잠재효소는 끊임없이 생성되고 있지만, 무한정 생성되는 것이 아니라 일생 동안 일정한 양밖에 생성되지 않는 한계로 나이를 먹을수록 생성 능력이 점점 떨어집니다. 마침내 잠재효소가 고갈되고 나면 생명도 끝나는 것입니다. 일정 금액이 정해진 예금통장에서 돈을 뽑아 쓰기만 했을 때 낭비가 심하면 금방 빈 통장이 되지만, 아껴 쓰거나 예금을 수시로 자주 해준다면 잔액이 줄어드는 속도도 그만큼 늦추어지는 것과 같은 논리입니다.

외부에서 효소를 끊임없이 공급해준다면 부족한 잠재효소에 힘을 실어줄 수 있습니다. 효소가 없는 음식을 계속 섭취했을 경우 체내의 잠재효소는 소화를 위해 많은 효소를 소모함으로써 효소 부족 상태를 초래하지만, 외부에서 효소가 풍부한 식품을 끊임없이 보충해준다면 체내의 잠재효소는 그만큼 효소를 절약할 수 있어 대사효소를 여유 있게 안정적으로 유지할 수 있는 것입니다.

9. 먹거리효소 식품에는 이런 것들이 있다

1) 날먹거리

화식에는 효소가 없으나 곡식류·채소류·버섯류·과일류·해조류·육류·생선류 등 모든 날먹거리에는 효소가 들어 있습니다. 날먹거리 속에 들어 있는 효소는 위장으로 들어가서 자기 몸에 지니고 있는 효소와 체내에 있는 잠재효소와 함께 자기의 몸을 스스로 소화시키기 때문에 체내에 있는 잠재효소를 그만큼 줄일 수 있습니다.

그러나 효소가 없는 화식을 먹었을 때에는 생산이 한정되어 있는 잠재효소가 출동하여 소화시켜야 하기 때문에 잠재효소의 부족 상태를 초래합니다. 화식에 길들여진 현재의 입맛을 바꾸는 것이 그리 쉽지는 않겠으나 그래도 건강을 지키기 위해서는 화식을 멀리하고 생식을 해야 할 것입니다.

이상적인 비율은 생식 70%, 화식 30%로 하는 것이 바람직합니다. 생식도 입맛에 길들여지면 생식 나름대로의 고유한 맛이 또 있습니다. 의학의 발전을 비웃기라도 하듯이 해마다 새로운 희귀 질병이 발병되는 현재의 위기상황에서 벗어나려면 예방이 최선의 방법이며, 잠재효소의 낭비를 막기 위해 생식으로 식탁을 바꾸는 것이 가장 쉬운 일이라고 생각됩니다.

저는 주로 양배추(손바닥 크기 3장)와 양파(작은 것 3분의 1개)를 거의 매 끼마다 날것으로 먹는데, 입맛에 길들여지니까 그렇게 달콤하고 향긋할 수 없으며 소화도 아주 잘 됩니다. 그리고 발아 식품은 발아하지 않은 씨앗 상태의 식품보다 6배 정도의 효소가 들어 있다고 하니 발아 식품을 많이 섭취하는 것도 좋은 습관입니다.

2) 발효 식품

수천 년 전부터 이어져 내려오고 있는 우리의 고유 식품인 된장, 간장, 고추장, 청국장, 각종 김치류, 식초, 삭힌 홍어, 젓갈류(새우젓·멸치젓 등), 깻잎지, 각종 장아찌, 수정과, 식혜, 막걸리 등은 세계인들의 찬사를 받고 있는 좋은 발효 식품입니다.

발효 식품은 날먹거리보다 많은 효소를 함유하고 있을 뿐만 아니라 소화도 잘 되도록 잘게 분해되어 있어서 잠재효소를 절약할 수 있는 좋은 식품입니다. 세계 각국에서 애용되고 있는 요구르트, 치즈, 템페, 자쓰아이, 챠쓰네 등도 좋은 발효 식품입니다. 그러나 발효 식품도 열을 가하여 끓이면 효소가 모두 죽어버리므로 끓이지 말고 생으로 먹는 것이 좋습니다.

3) 산야초 발효액

이것은 5월부터 10월 사이에 산과 들에서 나는 산야초나 약초·과일·채소의 열매와 뿌리, 잎 등을 직접 채취하거나 약초 시장이나 농수산물 시장에서 재료를 구입하여 집에서 발효·숙성시켜 만든 발효 식품입니다. 만드는 방법은 재료의 종류와 설탕의 양, 온도에 따라 발효 기간이 각각 다르기 때문에 몇 번의 경험을 해보아야 요령이 터득됩니다.

발효와 숙성이 정상적으로 잘 끝난 발효액을 바로 먹었을 때에는 효소도 많이 함유되어 있고, 원재료에 포함된 고유 성분도 소화되기 쉽도록 잘게 분해되어 있어서 기능이 업그레이드된 좋은 발효 식품입니다. 그러나 숙성 단계가 너무 길어져 발효가 멈추었다면 효소의 수가 급격히 떨어져 '효소액'이라기보다는 효소의 활성치가 미미한 '발효액'이라고 하는 것이 더 적절한 표현일 것입니다.

4) 농축효소 식품

농축효소 식품은 발효와 배양 과정에 많은 기술과 시설이 요구되므로 집에서는 만들기 어렵습니다. HACCP 인증(식품의 원재료 생산에서부터 제조·가공·보존·유통 단계를 거쳐 최종 소비자가 섭취하기 전까지 각 단계에서 유해 물질이 해당 식품에 혼입되거나 오염되는 것을 사전에 방지할 수 있는 식품 위해 요소 중점 관리 기준)을 취득한 식품 공장에서 효소를 농축하여 만든 '배양효소 제품'으로서 대부분 분말이나 과립 형태로 되어 있습니다.

농축효소 식품은 활성이 뛰어나다고 하여 '활성효소 식품'이라고 부르기도 합니다. 제조 공정은 현미·대두·버섯·미역·강황·생강 등 선별된 원재료(농수산물 및 약초)를 수세와 정선을 통해 원료에 묻어 있는 균들을 제거한 후, 주로 탄수화물이나 단백질 분해효소의 생산 능력이 높은 종균을 첨가하고 일정 조건하에서 배양시킵니다. 배양이 끝나면 배양에서 생성된 효소와 각종 유용 미생물에 비타민·미네랄 등 미량영양소를 첨가하여 건조시킨 후 분말이나 과립 형태로 성형을 합니다.

농축효소 식품은 발효와 배양 과정을 거치면서 원재료에 함유된 본래의 영양소보다 더 많은 영양소를 생성하여 함유시키고, 이들 영양소를 체내 흡수가 잘 되도록 생체 이용률을 높이며, 원재료 속에 포함되어 있는 농약 성분도 분해하여 무독화無毒化시킵니다.

특히 현미는 우리 인체에 필요한 45종의 필수영양소 중 비타민 C만 제외하고 모두 함유하고 있는 완전식품이며, 버섯에 함유되어 있는 베타글루칸과 감마-PGA는 항산화 효과로 면역 체계를 강화하여 각종 성인병 예방과 치유에 좋습니다.

농축효소 식품에는 탄수화물 분해효소인 아밀라아제, 단백질 분해효소인 프로테아제, 지방 분해효소인 리파아제, 섬유질 분해효소인 셀룰라아제와 그 외의 복합 효소가 풍부하게 들어 있으며, 뛰어난 소화력(역가)으로 효소의 결핍과 영양의 불균형을 동시에 해결할 수 있는 좋은 기능성 효소 식품입니다.

5) 농축효소 식품과 산야초 발효액의 차이점

농축효소 식품과 산야초 발효액에는 각각 장단점이 있습니다.

산야초 발효액은 들로 산으로 운동 삼아 다니면서 재료를 채취하여 직접 집에서 만들어 먹으니까 비용도 많이 들지 않고 운동 효과도 있어서 좋습니다. 또한 재료 속에 함유된 비타민·미네랄·섬유질 등이 한층 업그레이드되어 있어 좋은 발효 식품입니다. 하지만 숙성이 될 때까지 몇 개월을 기다려야 하고, 손수 만들어야 하는 수고가 따르며, 휴대하기 좀 불편하고, 농축효소 식품에 비해 효소의 함유량이 매우 떨어진다는 단점이 있습니다. 그리고 위생적으로도 세심한 신경을 쓰지 않으면 부패하기 쉬워 애써 만든 발효액을 버리는 경우가 있습니다.

농축효소 식품은 상품화되어 유통되기 때문에 언제든지 쉽게 구입할 수 있고, 위생적이며, 휴대하거나 섭취하기에 간편하고, 산야초 발효액에 비해 효소 함유량이 월등히 많아 효소의 역가 면에서 뛰어납니다. 그러나 제품을 구입하는 데 돈이 많이 들어간다는 것이 흠입니다.

10. 효소는 열에 약하다

우리가 먹고 있는 농산물이나 해산물, 육류 등 익히지 않은 모든 식품에는 효소가 많이 들어 있습니다. 그러나 효소는 비타민보다 훨씬 열에 약하여 이들 식품에 열을 가하면 식품 속에 들어 있는 효소는 맥을 추지 못하고 파괴되거나 사멸하고 맙니다. 비타민과 미네랄도 80℃ 이상의 고온에서는 상당 부분 훼손되거나 파괴됩니다.

효소가 가장 좋아하는 온도는 사람의 체온 정도인 35~40℃이며, 열에 아주 민감하여 10~20℃에서는 활동이 거의 눈에 띄지 않을 정도로 완만하다가 20℃를 넘으면 점점 활동이 빨라집니다. 30℃를 넘으면 급격히 빨라지며, 50℃ 이상이면 변형되고 파괴되기 시작합니다. 그리고 60℃ 이상이면 사멸하기 시작하고, 70℃ 이상에서는 전멸하고 맙니다.

낮은 온도에서의 효소의 활동은 휴면 상태로 정지되나 사멸하지 않고 그대로 살아 있습니다.

사람은 체온이 45℃ 이상 되면 생명을 잃을 수 있습니다. 이것은 전신에 분포되어 활동하고 있는 효소가 고열에 의해 변형되고 파괴되어 활동력을 잃어버림으로써 신체 각 조직과 기능이 제 역할을 다하지 못하기 때문입니다.

인류가 최초로 불을 사용한 것은 40~50만 년 전 베이징원인北京原人이었다는 추정이 호모에렉투스 유적의 발견에 의해 제기되었습니다. 불이 발견되기 전에 인간은 생식을 하였으며, 이로 말미암아 체내에 풍부한 잠재효소가 비축되어 당시 인간의 수명은 무려 300세가 넘었을 것으로 추정되기도 합니다.

그러나 불을 발견하고부터는 우리의 먹거리가 입맛에 맞는 갖

가지 화식 요리로 변하게 되었으며, 이로 인한 소화효소의 과잉 소모로 잠재효소가 고갈되어 수명이 차츰 단축되었고 50만 년 후인 지금은 100세를 넘기기 어렵게 되었습니다.

효소의 측면에서만 본다면 불의 발견이 꼭 좋은 면만 있는 것은 아닌 것 같지만, 그래도 우리 생활에서 불의 유용함이 훨씬 더 큰 것은 숨길 수 없는 사실입니다.

11. 화식火食에는 효소가 없다

화식에는 당연히 효소가 없습니다. 인스턴트식품, 청량음료, 과자류 등에도 가공하는 과정에서 열을 가하여 멸균 처리를 하거나 방부제 등의 화학제품을 첨가했을 경우 효소가 전혀 없습니다. 예를 들어 끓이지 않고 냉장고에 넣어둔 된장은 효소 활동이 정지된 효소 덩어리이지만, 그것을 찌개로 끓였을 때 효소는 모두 사라지고 없는 그냥 된장찌개일 뿐입니다.

동물들을 보아도 야생에서 날것으로 생식을 하는 동물들은 대사성 난치병이 없지만, 화식을 하는 애완동물들에게는 암·당뇨·고혈압 등 각종 질병이 생기는 것을 보면 생식과 화식의 차이를 뚜렷이 알 수 있습니다. 효소가 부족해진 원인으로서 효소를 낭비하는 식습관이 가장 크다고 하겠지만, 화식도 한 몫을 차지하고 있다고 볼 수 있습니다.

생식에 이용되는 많은 식품들 중에서도 효소가 특히 많이 들어 있는 것은 생채소와 과일입니다. 예를 들어 날양파를 섭취했을 때 입에 침이 가득 고이는 경우를 경험했을 것입니다. 침이 고인다는 것은 건강의 징표이며, 이것은 날양파 속에 소화효소가 많이 들어 있어서 그런 것입니다. 또한 우리가 흥분하면 입이 마르는데 이것은 흥분을 가라앉히기 위해 대사효소를 많이 소모하기 때문입니다.

그러나 열을 가해 조리한 맛있는 음식에 길들여져 있는 화식 습관에서 갑자기 생식만 하는 데는 한계가 있을 것입니다. 이럴 때에는 외부에서 발효 식품이나 산야초 발효액, 낫토, 농축효소 식품 등 외부효소를 지속적으로 공급해준다면 체내의 물질대사가 왕성하게 진행될 수 있을 것입니다.

열을 가하지 않은 자연의 식품 속에는 많은 양의 효소들이 들어 있고, 우리 몸도 태어나면서 한정적이기는 하지만 일정량의 효소를 물려받았습니다. 그러나 현대의 식생활은 효소가 결핍된 식품 위주로 바뀌었고, 사람도 젊었을 때에는 체내효소들이 충분하여 열심히 활동해주기 때문에 몸이 좀처럼 산화되지 않으나 나이를 먹음에 따라 효소가 점차 감소되어 질병이 유발되고 노화가 촉진되는 것입니다.

췌장은 장기 중 최고의 효소 생산 공장이고 최대의 효소 저장고입니다. 그런데 채소나 과일 등 날것(생식)을 먹지 않고 화식만 먹는다면 췌장은 지쳐서 제일 먼저 피해를 입습니다. 그렇게 되면 당뇨가 가장 먼저 올 것이며, 그에 따른 합병증으로 췌장암이나 온갖 성인병이 뒤를 이을 것은 불을 보듯 뻔한 일입니다.

사육하고 있는 가축에게 생식보다 화식을 주면 훨씬 더 성장이 빠르고 살이 많이 찝니다. 이것은 익힌 것의 칼로리가 날것의 칼로리보다 많기 때문입니다. 이런 점들로 보아 우리 인간도 무병장수를 누리고 다이어트를 원한다면 화식을 줄이고 생식을 늘리는 것이 훨씬 더 좋을 것입니다. 몸무게에 비해 다른 동물들보다 인간의 췌장이 두 배나 무겁고 큰데, 이것은 화식으로 인해 췌장에서 효소를 많이 생성해야 하기 때문이라고 합니다.

지구상의 모든 살아 있는 생물체는 날것을 먹고 사는 것이 생물계의 원칙입니다. 유일하게 사람만이 화식을 하고 있고 이로 말미암아 사람에게는 수많은 병이 따라다니는 것입니다.

12. 장내 유익균은 건강을 지키는 파수꾼

장내에는 수백 종의 세균이 100조 개나 존재하고 있으며, 그 무게만 해도 1kg 정도나 된다고 합니다. 100조 마리나 되는 이 세균은 유익균과 유해균으로 나누어져 세균총細菌叢을 이루며 공존하고 있습니다. 유익균이 많으면 건강하게 되고, 유해균이 활개를 치면 각종 질병이 생기게 됩니다.

유해균(헬리코박터균 · 대장균 · 포도상구균 · 부패세균 · 병원균 · 살모넬라균 등)이 증식하면 장내에 부패가 일어나서 암모니아 · 황화수소 · 아민류 등의 독소를 만듭니다. 이 독소가 혈액을 오염시켜 혈전을 만들어 심장병 · 신장병 · 간장병 · 고혈압 · 당뇨 · 뇌졸중 ·

류머티즘 등 각종 난치성 질환을 유발시킵니다.

  이것을 해결하기 위해서는 장내 유해균을 줄이고 유익균(유산구균인 비피더스균·락토바실루스균 등)을 많이 배양해야 되는데, 그러려면 병원약과 한방약으로는 한계가 있습니다. 오직 생식을 주로 하는 식이요법의 개선이나 효소를 많이 섭취하여 장내 유익균을 최대로 늘린다면 장의 부패를 막고 장을 건강하게 다스릴 수 있을 것입니다.

  강의 상류가 오염되면 강 전체가 오염되게 마련입니다. 아무리 강의 하류를 깨끗이 해도 강 전체가 깨끗해지지 않습니다. 상류의 물이 깨끗해지면 하류의 물은 저절로 맑아집니다. 우리 몸에서 강의 상류에 해당되는 곳이 소화기관입니다. 그중에서도 대장이 깨끗해지면 모든 대사성 질환은 저절로 사라질 것입니다.

13. 효소를 많이 소모시키는 것들

  인체에서 효소를 가장 많이 생산하는 기관은 췌장이며, 효소를 가장 많이 사용하는 기관은 위장·췌장·간장입니다. 위장과 췌장에서는 소화 작용에 주로 사용되고 있고, 간장에서는 해독 작용에 주로 사용되고 있습니다. 그중에서 스트레스, 흡연, 과로, 과식, 과음, 각종 질병 등은 엄청난 효소를 소모시킵니다.

  음식물 중에도 효소를 더 많이 필요로 하는 식품들이 있습니다. 주로 열을 가하여 조리한 음식들로서 기름에 튀긴 음식이나 육류 식품, 각종 가공 식품 등입니다. 그 외에 식품첨가물, 항생제, 화학 약품, 잔류 농약 등도 효소를 많이 필요로 하며, 마시는 물의 오염과 공기의 오염도 효소의 낭비를 심하게 합니다.

당분도 효소의 낭비가 심하여 과일을 꺼리는 사람이 없지 않지만, 과일에 들어 있는 과당은 소화와 흡수가 빨라 인슐린을 분비시키지 않으므로 신경 쓰지 않아도 됩니다. 과일의 당분보다 과일 속에 들어 있는 많은 효소와 비타민 · 미네랄 · 식이섬유가 시너지 효과로 작용하여 미량영양소(효소 · 비타민 · 미네랄 · 식이섬유)가 부족한 현재의 우리에게 과일은 아주 좋은 먹거리입니다.

미국 대사학계의 석학인 마스크 박사도 "과당은 대사 경로가 설탕과 달라 인슐린을 동원하지 않기 때문에 당뇨와는 아무 관계가 없다"라고 단언하였습니다. 쿠키 100g에서는 492kcal가 나오는데, 쿠키에 못지않은 단맛을 가진 멜론 100g의 경우 고작 43kcal인 것을 보아도 과일 속의 단맛은 칼로리가 낮다는 것을 알 수 있습니다.

14. 잠재효소를 아껴라

체내효소라고도 하는 수천 가지의 잠재효소는 태어날 때부터 자체적으로 생성될 수 있도록 생체적 구조로 되어 있습니다. 이 잠재효소는 대사 작용과 소화 작용 두 가지 일을 모두 맡고 있으며, 필요할 때마다 필요한 곳에 가서 부여된 일을 합니다.

그러나 우리가 죽을 때까지 무한정 생성되는 것이 아니라 나이가 들수록 점차 생성량이 줄어들어 나중에는 잠재효소의 고갈로 죽음을 맞이한다는 사실을 명심해야 합니다. 잠재효소의 낭비를 막아 그 양을 오래 유지할 수만 있다면 수명의 연장은 물론 건강도 보장됩니다. 그러므로 스트레스를 줄이고 소식을 하며 외부에서 먹거리 효소를 지속적으로 공급해주는 것이 가장 좋은 방법입니다.

우리 몸의 대사 작용 중 효소를 가장 많이 소모시키는 것이 소화 작용입니다. 소화효소를 외부에서 음식을 통해 또는 효소 식품을 통해 꾸준히 공급해준다면 그만큼 잠재효소의 소모를 줄일 수 있습니다. 또 소식을 하는 것 역시 소화를 시킬 양이 적기 때문에 소화효소의 소비도 그만큼 줄일 수 있습니다.

배터리도 다 소모되고 나면 잘 충전이 안 되듯이 인체도 최악의 상태로 잠재효소가 고갈되었다면 외부효소를 공급한 효과가 미미해집니다. 그래서 건강은 건강할 때 예방하는 것이 상책이며, 모든 질병도 알고 보면 핵심은 효소입니다. 암을 이긴 사람들의 얘기를 들어보면 대부분 효소가 풍부한 식품을 많이 섭취했다고 합니다.

15. 병이 나면 소화기관을 쉬게 하는 것이 좋다

식욕이 떨어지거나 열이 나는 것은 몸에 이상이 오고 있다는 주의를 주는 몸의 경고 신호입니다. 몸의 이상 징후를 정상으로 회복하기 위해서는 대사효소가 대량으로 필요하니 지금부터는 소화효소를 많이 소모시키는 음식물을 넣지 말라는 몸의 외침입니다. 그런데도 우리는 몸이 아프면 먹어야 기운을 차린다고 생각하여 먹기 싫은 음식을 억지로 먹는 경우가 많습니다. 동물들을 보면 이것이 잘못된 상식이라는 것을 알 수 있습니다.

애완견이나 고양이가 아플 때 맛있는 먹이를 코앞에 놓아보세요. 며칠을 굶어도 절대로 먹지 않습니다. 몸이 회복된 뒤에야 먹는 것을 보면 우리는 동물만도 못한 것이 아닌가 생각하게 됩니다. 몸이 아플 때에는 빠른 회복을 위해 가급적 소화기관에 부담을 주지 않는 것이 좋으며, 음식을 먹더라도 소화가 잘 되는 음식을 소식으로 가볍게 섭취하고 효소와 보효소(비타민·미네랄)를 많이 섭취하는 것이 좋습니다.

또한 몸에서 이유 없이 열이 나는 것은 지금 내 몸 안에 좋지 않은 이물질이나 세균이 들어왔거나 면역력이 떨어져 몸 상태가 좋지 않다는 신호이며, 체내에서 열을 내어 나빠지려는 몸 상태를 정상으로 지키기 위한 자연치유력의 발동입니다. 효소는 35~40℃의 온도에서 가장 활성이 높기 때문에 체온을 약간 높여 대사활동을 왕성하게 함으로써 몸 상태가 나빠지는 것을 미리 막으려는 방어적인 현상입니다.

그런데도 현대의학에서는 조금만 열이 나면 해열제를 복용시켜 열을 강제로 내리는데 이것은 오류입니다. 물론 체온이 40℃ 이상으로 너무 높게 올라갈 때는 위험할 수도 있으니 해열제를 먹어야겠지만, 38~39℃ 정도에서는 해열제로 해결하기보다 좀 더

기다려보면서 외부효소를 많이 공급해주는 것이 현명한 건강관리법입니다. 다른 방법으로는 해열제를 먹기보다 관장(대장 청소)을 하는 것이 더 안전한 방법입니다.

모든 질병의 발전 과정을 보면 질 나쁜 식사(효소·비타민·미네랄·섬유질이 부족한 식사) 또는 과식으로 체내의 소화효소가 혹사당하여 소화불량이 오며, 이때 대사효소가 출동하여 소화효소의 일을 하게 됨으로써 잠재효소의 과잉 소모와 대사 및 면역 활동의 저하로 질병이 발병하고 수명이 단축되는 것입니다.

16. GPT·GTP·GOT 수치란 무엇인가

간이 나빠지면 흔히 혈액 검사를 통해 GPT(글루타민산 피루브 트랜스아미나제)·GTP(글루타밀 트랜스 팹티다아제)·GOT(글루타민산 옥살로아세트 트랜스아미나제) 수치를 가지고 급성 간염, 만성 간염, 알코올성 간염, 간경변 등 간의 상태를 판단합니다. 이때 GPT·GTP·GOT는 혈액 속에 들어 있는 고유 물질을 말하는 것이 아니라 원래 간세포에 들어 있는 효소들의 이름입니다.

GPT·GTP·GOT 수치란 간세포에 들어 있는 이 효소들이 간이 손상되었을 때 간세포 밖으로 새어 나와 혈액 속을 흘러 다니는 숫자를 말하는 것으로 이 수치가 높으면 간장이 나빠졌다고 판단합니다. 이 밖에 HDL·LDL·ALP·CPK·CHE 등의 검사도 모두 효소의 양을 측정하여 질병의 상태를 알아보는 것입니다.

17. 병원약과 한방약의 한계

　서양의학의 병원약은 대부분 화학 성분입니다. 그래서 체내에 들어가면 해당 질병에는 도움이 될지 모르지만, 우리의 인체에는 또 다른 이물질로서 생체의 균형을 교란시켜 부작용을 유발합니다. 또한 한의학의 한방약도 자연 식품이기는 하지만, 100℃ 이상으로 끓이기 때문에 효소와 약초의 유효 성분은 대부분 소멸되거나 저하되고 맙니다. 따라서 대사성 질환을 화학 약품으로 다스리는 데는 한계가 있으며, 자연치유력에 의한 근본적인 원인요법으로 대처하는 것이 바람직한 방법입니다.

　모든 질병의 원인은 대사효소의 부족에서 오고 이것은 소화효소의 부족이 발단입니다. 소화효소가 부족하면 소화불량이 생기며, 대사효소는 대사 활동보다 더 급한 소화 활동을 돕기 위해 소화효소로 대량 동원되어 대사 활동이 소홀해지게 되므로 이로 인해 갖가지 신체의 이상이 생기게 되는 것입니다.

　인간의 대사 활동 중에서 효소를 가장 많이 소모시키는 활동이 소화 작업인데, 소화효소의 부족으로 장내에 이상 발효와 부패 현상이 생기면 혈액이 오염되어 탁하게 됩니다. 이때 이 탁해진 혈액을 원상으로 회복시키기 위해 대사효소가 안간힘을 쓰지만, 그러면 또 그만큼 대사효소의 부족 상태를 유발시키게 되어 이는 곧 악순환의 연속이라고 할 수 있습니다.

　각종 대사성 질환의 80%가 대장에서 시작된다고 합니다. 소화

화학 약품과 효소 식품의 차이점

구분	화학 약품	효소 식품
치료법	대증요법對症療法	근치요법根治療法
속도	속효성速效性	지효성遲效性
사용량	엄격하게 정해져 있다.	용량이나 기간이 엄격하게 정해져 있지 않다.
부작용	상당한 부작용이 있다.	부작용이 없다. 단, 호전 반응이라는 특수한 현상이 나타날 수 있다.
경과	병세가 빨리 가라앉으나 약효가 떨어지면 원래 상태로 되돌아간다.	우선 체력이 붙고 다음으로 병이 낫는다.
효과	경과의 현상이 반복되면서 잘 낫지 않는다.	금방 두드러지게 낫지는 않으나 서서히 개선된다.
계속 복용	계속 복용은 피해야 한다.	소량이더라도 반드시 장기 섭취한다.
적응 범위	한정되어 있다.	적응 범위가 넓다.
효력 범위	단일 또는 좁은 범위로 한정적이다.	효력이 넓고 복합적이다.
병용	다른 약품과 함께 먹는 것은 고려해야 한다.	다른 약품과 함께 먹어도 무방하다.
독성	강한 독성이 있다.	전혀 독성이 없다.

(일본 효소의학연구소 자료)

되지 않은 음식물은 대장에서 부패하고, 이 부패물은 독이 되어 혈액으로 흡수되면서 인체의 각 기관과 조직에 침전되어 질병의 원인이 됩니다.

또한 음식을 먹고 바로 잠자리에 드는 것도 아주 나쁩니다. 대사효소는 잠시도 쉬지 않고 24시간 계속 일을 하고 있지만, 소화효소는 잠을 잘 때 휴식을 취해야 합니다. 그런데 음식을 먹었으니 소화효소도 일을 하지 않을 수 없습니다. 이렇게 되면 소화효소의 낭비도 낭비지만 대사 작업의 소홀로 꿈이 많아져 숙면을 취하기 어렵게 됩니다.

18. 효소를 매일 섭취하면 어떤 질병도 물리칠 수 있다

세계적인 장수 마을들의 공통점이 있습니다. 효소(발효) 식품을 자주 섭취하고, 좋은 물과 깨끗한 공기를 마시며, 신선한 채소와 과일을 많이 먹은 것이 장수의 비결로 밝혀졌습니다. 이들은 소식을 하며 발효 식품과 생식을 즐겨 먹음으로써 체내 잠재효소의 소모를 최대한으로 억제하였던 것입니다. 이로써 체내 잠재효소는 건강을 유지하는 면역력 강화와 함께 몸의 고장난 부분을 복구시켜 체내 환경을 최적의 상태로 유지하였습니다.

효소와 비타민·미네랄·섬유질이 부족한 상태에서 고칼로리·고단백질·고지방 식품을 장기간 섭취한다면 비만을 초래하고 각종 난치성 질환이 유발될 수 있습니다. 그렇다고 현재의 음식에 길들여진 입맛을 바꾸는 것이 쉬운 일은 아닙니다. 채소와 과일만 먹을 수도 없고 모든 음식을 날것으로 먹을 수도 없으니 대안으로 농축효소 식품을 섭취하면 아주 좋습니다.

건강한 사람이든 병약한 사람이든 남녀노소 누구나 안심하고 섭취할 수 있으므로 생식을 하기 어렵거나 조리 가공된 음식을 섭취할 수밖에 없는 사람들은 농축효소 식품을 매일 밥과 함께 먹는 것입니다. 이렇게 되면 몸속에 쌓인 찌꺼기와 독소를 깨끗이 분해하여 내장기관과 신체 구석구석을 청소하여 활력이 넘치는 건강을 유지할 수 있을 것입니다.

특히 뱃살과 허리둘레가 늘어나는 중장년층의 사람들에게 효소요법을 권하고 싶습니다. 뼈세포의 수명은 200일로 세포의 수명 중에서 가장 길지만, 혈액의 수명은 120일이므로 4개월만 효소요법을 철저히 지킨다면 아랫배가 들어가고 피부에도 윤기가 나며 탄력이 생기기 시작할 것입니다.

지금까지는 질병으로 잠재효소가 감소한다고 믿었으나 최근 들어 잠재효소의 부족 현상으로 질병이 발병한다는 사실이 밝혀졌습니다. 따라서 인체에 잠재효소만 충분히 존재한다면 대사성 질병에 걸리지 않는다는 이론이 성립됩니다.

잠재효소의 생성량이 일생 동안 한정되어 있다면 우리가 노후를 위해 저축해두는 노후자금과 다를 바가 없습니다. 그 자금을 규모 있게 알뜰히 썼을 때에는 죽는 날까지 아무 걱정이 없지만,

무계획하게 낭비했다면 노후자금은 금방 바닥이 나고 머지않아 빈털터리가 될 것은 명약관화한 일이 아니겠습니까? 그래서 효소를 생활습관 병의 해결사라고도 합니다.

19. 효소의 역가란 무엇인가

일반적으로 말하는 역가(力價, Activity Unit - 약어로는 U)란 어떤 물질과 반응을 일으키는 데 있어서 해당 물질을 얼마나 잘 분해하는지 그 효력을 발휘하는 힘을 가리킵니다. 따라서 효소의 역가란 효소가 우리 체내에 들어와서 반응을 일으키는 힘, 즉 효소의 활성을 수치[價]로 나타낸 것입니다. 다시 말하면 효소가 체내에 들어와서 생화학 반응으로 6대 작용(소화 흡수 · 분해 배출 · 혈액 정화 · 세포 부활 · 항염 항균 · 해독 살균 작용)을 신속하게 처리하는 힘을 말하는 것입니다.

20. 농축효소 식품

1) 호전 반응이란 무엇인가

담배를 끊으면 처음 며칠은 금단현상이 일어나듯이 효소를 섭취하면 처음 1~2주일 정도 호전 반응이 일어나는 사람이 있습니다. 청소를 할 때나 집수리를 할 때 처음에는 먼지가 심하게 나고

효소 식품의 종류와 역가

효소 식품의 종류	효소의 역가(U)
농축효소 식품(국내 A사)	4,500U
농축효소 식품(국내 B사)	350U
농축효소 식품(국내 C사)	230U
농축효소 식품(일본 A사)	380U
농축효소 식품(일본 B사)	250U
산야초 발효액(금방 발효시킨 발효액)	150~300U
산야초 발효액(오래된 발효액)	20~30U
발효 식품(금방 발효시킨 생청국장)	120~250U
발효 식품(오래된 된장·김치 등)	20~30U
날먹거리(각종 생식품류)	15~20U

(한국효소발효식품연구소 자료)

지저분해도 일을 다 마치고 나면 깨끗해집니다. 우리의 몸도 농축효소 식품을 섭취하면 처음에는 효소의 작용으로 인해 인체의 비정상적인 부분들이 일시적으로 증세가 악화되거나 새로운 반응이 일어날 수 있습니다.

이것을 호전 반응이라고 하며, 다른 이름으로는 명현 반응이라고도 합니다. 이 호전 반응은 퇴행성 질환이나 만성병을 앓고 있는 사람, 식품첨가물이나 약물과 농약 등의 유해 물질이 축적되어 있는 사람에게 더욱 심하게 나타납니다. 이것은 체내에 있는 질병을 빨리 고쳐달라는 몸의 신호일 뿐 인체의 자연치유력이 되살아 났다는 것을 의미하며, 그동안 고장이 났던 면역 체계가 정상적으로 작동하기 시작한 것이기도 합니다.

효소가 작용하여 신진대사의 기능이 되살아나 병의 근원을 분해하는 과정에서 나타나는 증세일 뿐입니다. 그러므로 호전 반응이 심하지 않고 견딜 만하거나 호전 반응이 아예 없는 경우에는 효소 섭취를 중단하지 말고 그대로 섭취하는 것이 좋습니다. 증상이 아주 심할 때에는 일시적으로 섭취량을 줄였다가 증세가 사라질 때 서서히 양을 다시 늘리면 됩니다.

2) 일시적인 호전 반응의 증상들

① 이완 작용 – 나른함, 졸음, 권태감
② 과민 반응 – 변비, 설사, 발한, 종기, 통증, 혈당 상승, 혈압 상승, 메스꺼움, 속쓰림, 현기증
③ 배설 작용 – 습진, 부스럼, 여드름, 가려움, 눈곱, 배변량 증가, 발진, 반점, 대하, 잦은 방귀
④ 회복 반응 – 위통, 복통, 두통, 구토, 발열

그 외에 일시적으로 배에서 꼬르륵 소리가 나거나 아랫배가 답답하며 가슴이 두근거리기도 하고, 얼굴이 화끈거리거나 각종 질병의 증상이 악화되기도 합니다.

3) 집에서 간단히 할 수 있는 효소 활성 실험법

① 2개의 용기(소주잔 같은 투명한 유리잔)를 준비합니다.
② 2개의 용기에 쌀밥을 똑같은 양(반 스푼 정도)으로 담습니다.
③ 2개의 용기에 따뜻한 물을 넣고 밥을 골고루 저어 물이 약간 보이도록 합니다.
④ 한 용기에는 효소를 넣지 않고, 다른 용기에는 농축효소 식품을 3g 정도 넣습니다.
⑤ 20~37℃의 온도에서 1시간 정도 둡니다.
⑥ 효소를 넣지 않은 용기의 밥은 물을 흡수하여 물기가 없어집니다. 효소를 넣은 용기의 밥은 물이 생기면서 묽게 변합니다. 효소의 역가가 높을수록 밥이 흐물흐물해져 묽게 변합니다.

빵이나 과자, 삶은 감자, 삶은 계란 노른자, 육류 등 여러 가지 재료를 이용하여 같은 방법으로 실험해볼 수 있습니다. 이 실험을 통해 효소가 많이 함유된 제품으로 실험했다면 반응이 더 크게 일어나고 빨라질 것이지만, 효소가 적게 함유된 제품으로 실험했다면 반응이 더 적게 일어나고 느려질 것입니다. 산야초 발효액으로도 이와 같은 방법으로 실험해보면 효소의 함유량을 알 수 있습니다.

4) 효소의 활성치를 실험한 사진

필자가 위의 방법으로 실험해본 효소 활성치의 사진입니다.

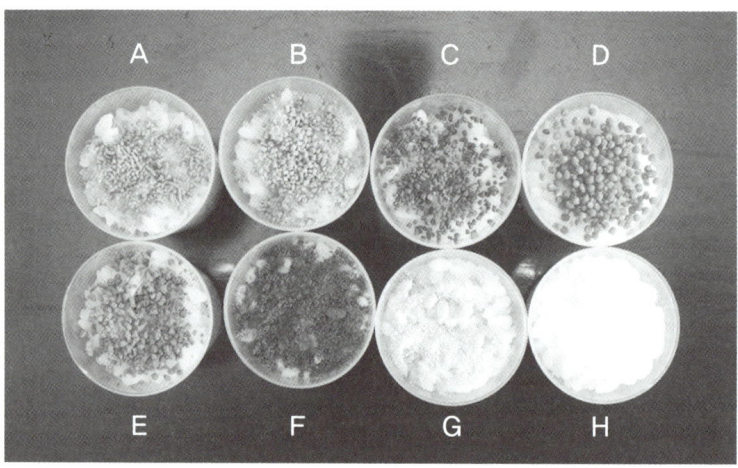

A·B·C·D·E·F·G는 각각 다른 회사의 효소들을 혼합한 것이며, H는 효소를 혼합하지 않은 것입니다.

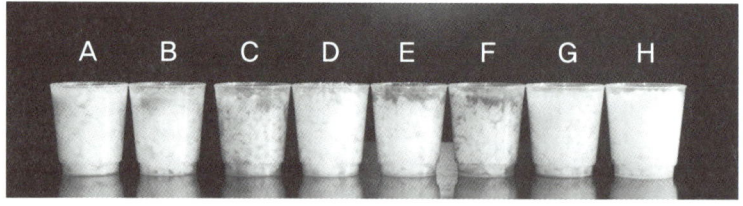

실험을 시작한 30분 후 옆에서 본 사진입니다. 효소가 밥알을 분해시켜 생긴 효소액이 밑으로 내려가는 모습이 제품별로 각각

다르게 보이며, H는 물기가 말라 밥알이 굳어갑니다.

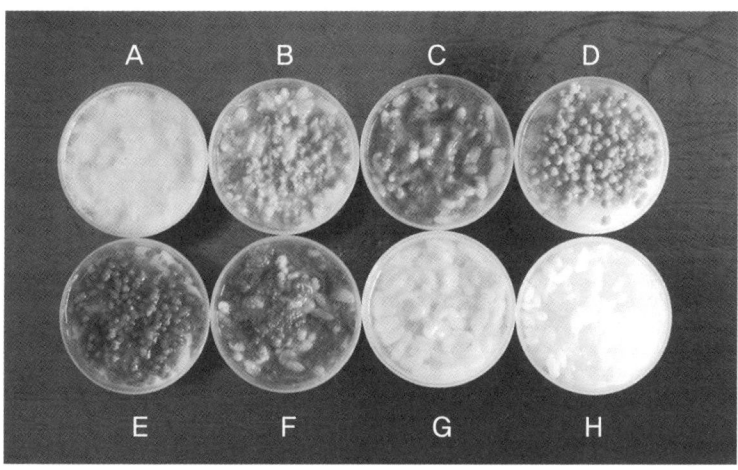

실험을 시작한 30분 후 위에서 본 사진입니다. A만 효소액이 보이고, 나머지는 모두 효소액이 안 보입니다.

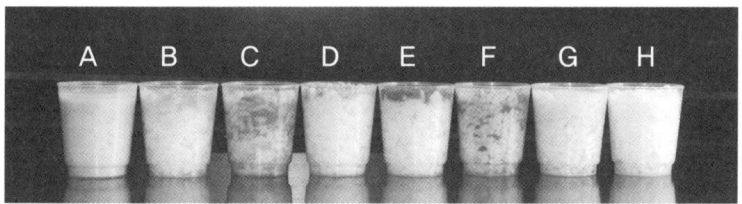

실험을 시작한 1시간 후 옆에서 본 사진입니다. A·B·C는 효소액이 밑바닥까지 내려갔지만, D·E·F는 효소액이 보이지 않으며, H는 밥알이 점점 굳어갑니다.

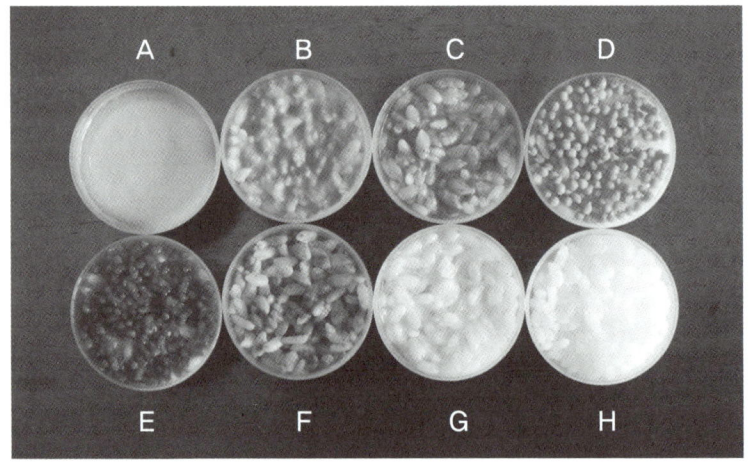

실험을 시작한 1시간 후 위에서 본 사진입니다. 분해력은 A가 가장 뛰어나고 B·C순으로 떨어지다가 D·E·F는 거의 변화가 없으며, 효소를 혼합하지 않은 H는 밥알이 완전히 굳어 있습니다.

21. 산야초 발효액

1) 발효란 무엇인가

발효란 미생물이 지니고 있는 효소에 의해 유기물이 쪼개지고 분해되어 변화하는 과정을 말합니다. 효모·세균·곰팡이 등의 작용으로 유기물이 발효 과정을 거치면서 그 식품이 가지고 있는 영양소의 성분과 기능이 증대되고, 영양소의 체내 흡수율이 극대화되어 깨끗한 장내 환경을 만들어줍니다.

효모나 비피더스균·바실루스균 등 사람에게 유익한 세균들과 미생물들이 유기물을 통해 번식하여 인간에게 유익한 효소를 만들어 항산화 작용으로 체질의 산화酸化를 막아주며, 이미 산화된 체질도 환원還元시켜줍니다. 이 때문에 발효가 활발히 진행되면 웬만한 유해균은 살아남지 못하고 모두 사멸합니다.

부패란 사람에게 유해한 부패균들이 증식하여 유기물이 썩게 되고 이로 인해 사람에게 해로운 물질을 만들어내는 현상을 말합니다. 발효가 이루어질 때에는 달콤한 냄새가 나지만, 부패가 진행되면 유기물에서 악취가 납니다. 소변과 대변에서 악취가 심하게 나거나 냄새가 지독한 방귀가 잦다면 장내에서 부패가 일어나고 있다는 증거입니다. 이럴 때에는 유익균들이 활동할 수 있는 환경을 만들어주면 유익균이 증식되어 유해균은 저절로 사라지게 됩니다.

발효 식품은 거의 부패하지 않으므로 장기간 보존이 가능하며, 개개의 식품마다 가지고 있는 고유의 영양 성분이 2배 이상 증가하기 때문에 영양가도 매우 높아집니다. 독성을 가진 식품도 발효 과정을 거치면 식품 자체에 내재한 독성이 희석되어 무독한 물질로 변화합니다.

2) 효모란 무엇인가

효모酵母란 영어로 이스트yeast라고 하는데, 효모가 가진 어원 그대로 '효소酵素의 어머니' 또는 '효소를 만드는 곳' 즉 발효를 일으키는 역할을 합니다. 효모균은 단세포 미생물로서 버섯의 곰팡이와 같은 균사(균류의 몸을 이루는 섬세한 실 모양의 세포)가 없으며, 효소는 이 효모균을 이용하여 증식되고 활성화되어 생체 내의 대사 작용을 돕는 촉매제로서 활성 단백질입니다.

지금까지는 효모균을 이용하여 빵을 만드는 데 주로 쓰이고 여러 종류의 당류를 발효시켜 맥주·포도주·막걸리 등 술을 만드는 데 사용되고 있지만, 앞으로는 효소를 발효시키는 등 다방면으로 쓰일 것입니다. 효소는 물론 효모에 많이 들어 있으나 꼭 효모에만 들어 있는 것이 아니라 우리가 먹는 음식 중 열을 가하지 않은 모든 생식품 속에도 포함되어 있습니다.

효모는 단백질로 이루어진 세포로서 외부는 세포막으로 둘러싸여 있으며, 내부는 원형질로 구성되어 있는데 이 원형질 속에는 여러 가지 효소가 포함되어 있습니다. 효모가 온도와 습도가 적절한 상태에서 영양 물질을 만나면 효모 속의 효소의 활성이 활발해져 순간적으로 효모의 세포막을 뚫고 뛰쳐나와 활동(발효)을 합니다.

효모균은 스스로의 생명 활동을 위해 아미노산이 결합된 활성체인 효소를 만들어냅니다. 옛날 사람들은 '효모 속에 있는 무엇in yeast'이 작용하여 알코올이 만들어진다고 생각했습니다. 효소는 엔자임Enzyme이라고 하는데, 이 말은 '효모 속에 있는'이라는 의미로 퀴네가 1876년에 제안한 말입니다. 그 후 과학이 발전하면서 효소는 효모뿐만 아니라 미생물을 비롯한 모든 생명체가 스스로의 생명 활동을 위해 만들어낸다는 것을 알게 되었습니다.

3) 재료의 수가 발효액의 질質을 결정하는가

재료의 수가 발효액의 질을 결정하는 것이 아닙니다. 함유된 영양소의 고유 성분이 얼마나 많이 들어 있는 재료를 사용했는지, 재료의 신선도는 어떤지, 만드는 사람이 얼마나 잘 발효·숙성을 시켰는지 등에 따라 발효액의 질이 결정되는 것입니다.

한약에서 '기를 보하는 사군자탕'이나 '혈을 보하는 사물탕'은 재료가 모두 네 가지뿐인데도 훌륭한 보약으로 인정을 받고 있듯이 발효액도 재료의 수가 많다고 해서 꼭 좋은 발효액이라고 단정할 수는 없습니다. 일본 와타나베의 실험에서는 오히려 지나치게 많은 재료를 혼합할수록 효소의 활성치가 떨어진다는 연구 보고를 발표했습니다.

여러 가지 재료를 혼합(합방)하여 발효시키려고 할 때 한꺼번에 많은 재료를 채취하는 것이 쉽지 않습니다. 뛰어난 특징이 있는 몇 가지 재료만 사용하거나(다섯 가지 이내) 또는 한 가지 단일 재료(단방)로만 만들어 발효·숙성이 끝난 뒤 음용할 때에 몇 가지 발효액을 섞어서 음용해도 됩니다. 특히 맛과 향이 좋지 않은 발효액은 맛이 좋은 발효액과 혼합하여 마시면 훨씬 먹기 좋습니다.

4) 발효액에 들어 있는 설탕이 건강에 나쁘지는 않은가

약초에 설탕을 넣어 설탕의 주성분 이당류인 자당의 삼투압에 의거하여 진액을 우려내고, 호기성 발효에 의거하여 자당은 단당류인 과당과 포도당으로 분해됩니다.

사람이 음식으로 섭취하는 탄수화물에는 다당류로 전분(녹말)이 있으며, 이당류로는 설탕의 대표적 주성분인 자당과 맥아당·유당(젖당)이 있습니다. 단당류로는 과당果糖·포도당이 있으며, 그 외에는 올리고당과 체내에서 합성하는 글리코겐이 있습니다. 이 모든 탄수화물인 당류는 모두가 단당류로 분해되어야 체내로 흡수됩니다.

사탕수수 속에 들어 있는 당은 열을 가하지 않았으므로 효소가 그대로 살아 있지만, 백설탕·황설탕·흑설탕은 모두 열을 가해 만든 가공 식품이므로 효소가 하나도 없습니다. 뿐만 아니라 우리의 몸을 산성화시키고 많은 효소와 인슐린을 소모시켜 건강에 도움이 되지 않는 식품입니다. 그러나 발효를 하려면 재료 속에 들어 있는 미생물(효모)들의 먹이가 있어야 하는데, 이때 설탕이 미생물들의 먹이가 되어 증식을 돕고 부패를 방지하는 역할을 합니다.

설탕은 발효 과정을 거치면서 미생물들의 효소 작용에 의해 인체의 에너지 대사에 없어서는 안 될 유익한 당인 포도당과 과당으로 변합니다. 일반 설탕이 죽은 당이라면 발효 과정을 거친 발효 당분은 살아 있는 당이며, 발효액의 재료 속에 함유되어 있는 고유의 비타민·미네랄과 결합하여 더욱 활성치가 높아집니다.

일반 설탕물을 떨어뜨리고 마른 뒤에 만져보면 응고된 설탕이 두툼히 만져지지만, 발효액을 떨어뜨리고 마른 뒤에 만져보면 응고된 설탕이 조금밖에 만져지지 않습니다. 또 일반 설탕물을 컵에 넣어 상온에서 며칠 지나면 곰팡이가 피지만, 발효액은 절대로 곰팡이가 피지 않습니다. 이당류인 설탕은 발효 과정을 거치면서 단당류인 포도당과 과당으로 변하며, 이들은 체내에 빨리 흡수되어 혈당이 올랐다가도 금방 떨어집니다.

발효액 속에 유해균이 들어 있지는 않은지 의심하는 사람들이 있는데, 발효액 속에서는 유해균이 살 수 없습니다. 우리가 먹을 수 있는 식품을 살균하는 방법으로는 일반적으로 고온으로 처리하는 경우와 알코올·소금·식초를 사용하는 경우가 있으나 설탕을 사용하기도 합니다.

설탕을 대량으로 사용하여 발효 과정을 거치면 대부분의 균들이 사멸될 뿐만 아니라 대장균·포도상구균·살모넬라균까지도 살아남지 못하게 됩니다. 그러므로 제대로 만들어진 발효액이라면 유해균 걱정은 하지 않아도 됩니다.

5) 오래 발효·숙성할수록 좋은 발효액인가

발효와 숙성 기간은 모든 재료에 똑같이 일정하게 적용되는 것이 아닙니다. 재료의 종류와 양, 재료에 포함된 수분의 양, 재료의 딱딱함과 부드러움의 차이, 혼합되는 설탕의 양, 계절에 따른 온도의 변화, 발효 용기의 재질과 보관 방법의 차이 등에 따라 발효와 숙성 기간이 제각기 다릅니다.

어떤 사람들은 발효와 숙성을 오래 할수록 좋다고 말하는데 잘못 알고 있는 것입니다. 재료에 따라 때로는 오래 발효와 숙성을 해야 되는 경우도 있지만, 모두가 무조건 오래 한다고 해서 좋은 것은 아닙니다. 장기간 발효와 숙성을 시킬수록 효소의 활성력(활성치)은 점점 떨어지므로 알맞게 발효·숙성되어 효소의 활성치가 높을 때 음용하는 것이 좋습니다.

위에서 말한 것처럼 여러 가지 조건에 따라 발효와 숙성 기간이 각각 다르기는 하지만, 대부분의 재료는 발효를 시작한 지 보통 3~6개월이면 숙성까지 거의 끝날 수 있습니다. 재료와 설탕을 혼합하면 바로 발효가 되기 시작하여 가장 빠를 경우 일주일 만에 끝나는 때도 있습니다. 여러 가지 조건에 따라 늦게까지 발효되는 것은 90일이 걸리는 경우도 있어 초보자들은 그 기간을 정확히 판단하는 것이 매우 어렵습니다. 그러나 아직까지는 발효와 숙성에 대한 자세한 연구 자료가 없기 때문에 본인이 직접 실험을 통해 여러 번 경험해보는 수밖에 없습니다.

6) 좋은 발효액이란 어떤 것인가

좋은 발효액은 효소의 활성력이 뛰어나고 그 지속성이 오래 유지되며, 발효액의 재료에 포함된 영양소의 성분과 기능이 증대되고 잘게 분해된 상태로 보존되어 있어야 합니다. 반대로 효소의 활성력이 약하거나 미미하며, 재료에 포함된 영양소가 발효 미숙으로 인해 파괴되거나 제대로 남아 있지 않은 것이라면 좋은 발효액이라고 말할 수 없습니다.

좋은 발효액을 만들기 위해서는 발효와 숙성 과정을 정확하게 체크하고 관리해야 됩니다. 그 방법은 재료와 온도 등 여러 가지 조건에 따라 각양각색이므로 많은 경험과 시행착오를 겪어야만 좋은 발효액을 만들 수 있습니다. 철저한 관찰과 정성을 들인다면 약 3년 정도의 경험으로도 좋은 발효액을 만드는 요령을 터득할 수 있을 것입니다.

발효와 숙성이 잘 된 발효액은 새콤달콤한 맛과 향긋한 냄새가 나지만, 장기간의 발효와 숙성으로 시기를 놓친 발효액은 묵은 김치 냄새가 나거나 식초처럼 신맛이 납니다.

3장
산야초 발효액 만들기

식물의 껍질과 잎에는 많은 효모가 붙어 있으므로 발효액을 만들 때 모든 재료는 껍질째, 씨째, 뿌리째 그대로 사용하는 것이 좋습니다.

그리고 봄에 나는 것과 가을에 나는 것, 수분이 많은 것과 적은 것, 단단한 것과 부드럽고 연한 것, 당도가 높은 것과 낮은 것 등 다양한 재료들이 있습니다. 사과나 배처럼 수분이 많은 과일이 있는가 하면 산에서 나는 돌복숭아나 오미자처럼 수분이 적은 열매도 있습니다. 포도나 감귤은 당도가 높고 솔방울이나 하수오는 당도가 거의 없습니다. 이렇게 다양한 재료에 따라 혼합하는 설탕의 양도 달라지고 발효 기간도 저마다 다릅니다. 같은 조건의 재료일지라도 온도의 변화에 따라 발효 기간이 달라집니다.

수분 함량과 당도가 보통일 때에는 재료와 설탕의 비율을 재료 1 대 설탕 1로 하면 무난합니다. 그러나 재료에 수분이 많으면 재료 1 대 설탕 1.1로 하며, 당도가 높은 재료이거나 매실같이 재료의 씨앗이 큰 것은 재료 1 대 설탕 0.5~0.8 정도로 하는 것이 적당합니다. 사용하는 설탕으로 꼭 황설탕이나 흑설탕을 고집하는 사람이 있지만, 굳이 그럴 필요는 없고 백설탕을 쓰면 안 되는 것은 아닙니다.

재료가 단단하고 수분 함량이 많거나 여름철처럼 온도가 높을 때에는 설탕의 양을 좀 더 많이 하며, 재료가 연하고 수분 함량이 적거나 온도가 낮을 때에는 설탕의 양을 좀 더 적게 혼합하는 것이 좋습니다. 같은 조건에서도 재료의 양보다 설탕이 많으면 발효 기간이 길어지고 천천히 발효되며, 재료의 양보다 설탕의 양이 적으면 발효 기간이 빨라지고 산패도 빨리 일어나 신맛이 많이 납니다.

또 재질이 딱딱하거나 수분 함량이 적은 재료는 발효 기간이 더 오래 걸리고, 재질이 연하거나 수분 함량이 많은 재료는 발효 기간이 단축됩니다.

이같이 재료의 종류와 발효액을 만들 때의 온도에 따라 설탕의 양이 달라지고 또 발효 기간도 달라지기 때문에 여러 번 경험을 해보아야 요령을 터득할 수 있습니다. 재료를 채취하여 발효와 숙성이 끝날 때까지는 작업상의 기술과 경험도 중요하지만 무엇보다 중요한 것은 정성과 애착입니다.

초보자일 때 발효가 완성된 시점을 대략 파악할 수 있는 방법을 소개하겠습니다. 발효 거품이 생기지 않고 즙액이 움직이지 않으며, 설탕 맛이 가시고 재료가 가진 고유의 맛과 함께 달콤하고 향긋한 냄새가 나면 발효가 끝났다고 보면 됩니다.

1. 준비물

1) 재료—열매 · 채소 · 과일 · 약초 등

발효액을 담그기 위한 원재료인 열매 · 채소 · 과일 · 약초 등입니다. 산이나 들에서 자생하는 재료는 화학비료나 농약을 사용하지 않은 무공해 식품으로서 혹한과 혹서의 극한 상황에서도 강인한 생명력으로 살아남아 자연의 정기를 오롯이 간직하고 있습니다. 품질이 뛰어난 재료들이나 법적으로 채취가 제한되어 있으며, 많은 사람들이 채취해 가서 구하기 쉽지 않습니다.

그래서 한약재 시장이나 농수산물 시장에서 재료를 구입하는 경우가 많은데, 수입품과 구별하기 어려우므로 주의해야 합니다. 특히 농수산물은 수입 과정에서의 부패를 방지하고 신선도를 유지하기 위해 많은 양의 방부제와 함께 살균제 · 살충제 등 화학 약품을 사용합니다.

신토불이身土不二라는 말도 있듯이 수입 재료보다 우리나라에서 재배한 재료들이 효능 면에서 월등히 뛰어납니다. 그러므로 수입 재료들은 피하는 것이 좋으며, 국내산이라고 해도 농약을 많이 사용하고 있기 때문에 유기농으로 재배한 재료들을 구하도록 합니다. 가능하다면 씨앗가게에서 씨앗을 구입하여 집에서 직접 재배하거나 야생에서 자라는 약초를 캐어 집에서 번식시키는 것이 안전합니다.

2) 큰 대야

재료를 씻을 수 있는 적당한 용기의 그릇을 필요한 만큼 준비합니다.

3) 소쿠리

씻은 재료의 물을 빼기 위한 채반을 필요한 만큼 준비합니다.

4) 저울

재료와 설탕을 계량하기 위한 1kg용 작은저울과 10kg용 큰저울을 각각 한 개씩 준비하는 것이 좋습니다.

5) 칼과 도마

재료를 잘게 썰기 위한 도구로서 양이 많을 때에는 작은 작두를 사용하기도 합니다.

6) 발효 용기

발효 용기로는 외부와 내부의 온도 편차가 적고 공기 소통이 잘 되는 항아리(전통 용기)가 가장 좋습니다. 요즈음은 스테인리스 용기나 아가리가 큰 유리 용기를 많이 사용하며, 때로는 플라스틱 용기를 쓰는 경우도 더러 있습니다.

효소는 광선에 약하므로 유리 용기나 플라스틱 용기를 사용할 경우 두꺼운 박스나 검은 천 등으로 태양 광선을 철저히 차단해주어야 합니다. 그렇게 하지 않으면 자외선에 의해 효소가 파괴되어 활성치가 떨어지게 됩니다. 플라스틱 용기를 사용할 때에는 용기의 재질이 좋은지 잘 살펴보아야 합니다. 나쁜 재질의 플라스틱 용기를 사용하면 유해 물질이 발효액으로 배어나오거나 발효액의 고유 성분을 떨어뜨릴 수 있습니다. 가급적 플라스틱 용기는 사용하지 않는 것이 좋습니다.

7) 눌림판

내용물이 발효액 위로 뜨는 것을 방지하기 위해 내용물을 액체 속에 잠길 수 있도록 눌러주는 판입니다. 무거운 돌을 소독하여 사용하거나 큰 접시 또는 작은 항아리 뚜껑을 사용하기도 합니다. 스테인리스 발효 통은 눌림판을 별도로 제작하여 판매하고 있습니다.

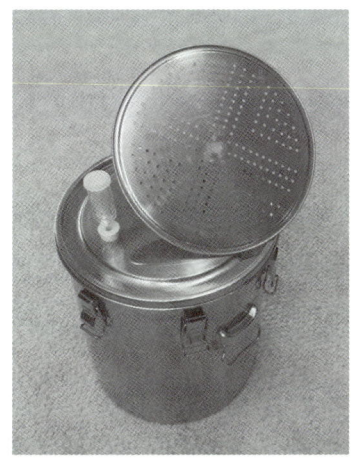 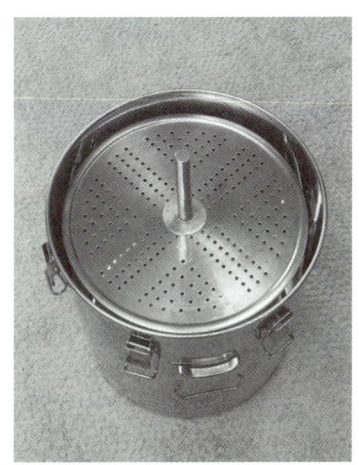

눌림판을 넣기 전의 모습   눌림판을 넣은 뒤 뚜껑을 닫지
                          않은 상태

8) 한지, 삼베 망

발효 용기에 공기 유입이 용이하도록 하려면 비닐 같은 밀폐된 덮개보다는 한지나 삼베 망이 좋습니다. 발효균은 호기성 미생물이라서 공기의 유통이 나쁘면 부패하거나 발효가 잘 되지 않습니다.

2. 발효 용기 소독법

먼저 주방세제로 깨끗이 씻은 뒤 약국에서 구입한 에틸알코올 7에다 물 3을 희석하여 작은 분무기(스프레이)에 넣고 골고루 뿌려 두었다가 1~2분 후 깨끗한 물로 씻어내면 됩니다. 또는 가게에서 락스를 구입하여 물 200~300 대 락스 1의 비율로 용기에 가득 채워두었다가 20~30분 후에 깨끗이 씻어냅니다. 아기 용품점에서 아기 젖병 세정제를 구입하여 세척해도 됩니다.

3. 재료의 손질

① 채취한 재료(잎·줄기·뿌리·열매)를 깨끗이 씻습니다.
② 물방울이 떨어지지 않을 정도로 그늘에서 물기를 말립니다(시들게까지 말리지 않습니다).
③ 물기를 제거한 재료를 3~5㎝ 길이로 자릅니다. 수분이 많고 연한 재질은 다소 크게 썰어도 되지만, 수분이 적고 단단한 재료는 잘게 썹니다. 큰 열매나 뿌리일 경우에는 깍두기 크기로 자르고, 오디·매실·다래·오미자·구기자·산수유 같은 작은 열매는 그대로 사용해도 됩니다.

4. 계량, 혼합, 용기에 담기

① 적당히 자른 재료와 설탕을 필요한 비율대로 저울을 사용하여 계량합니다.
② 계량한 재료와 설탕을 큰 대야에서 골고루 혼합합니다(이때 물은 넣지 않습니다).
③ 버무려 혼합된 재료를 발효 용기에 꼭꼭 눌러 담습니다(버무

릴 때 대나무 주걱은 쓰지 않습니다).

④ 즙액이 적은 재료의 경우 감초·생강·대추를 넣고 진하게 달여 식힌 뒤 재료와 설탕을 혼합할 때 같이 섞어서 발효시키면 부족한 즙액을 보충할 수 있습니다.

⑤ 내용물을 너무 많이 넣으면 발효 과정에서 넘치게 되므로 용기의 70~80% 정도만 넣습니다.

⑥ 내용물을 너무 많이 넣거나 너무 적게 넣어도 발효가 잘 되지 않습니다.

⑦ 내용물을 다 넣은 뒤 내용물이 보이지 않게 윗면에 설탕을 두껍게 덮습니다.

⑧ 재료가 발효액에 충분히 잠기지 않으면 곰팡이가 피거나 발효가 제대로 되지 않습니다. 이를 방지하기 위해 재료가 액체 속에 잠길 수 있도록 눌러주는 것이 좋습니다. 단단하고 넓적한 무거운 돌을 소독하여 사용하는 것이 가장 좋으며, 용기 아가리에 들어갈 수 있는 항아리 뚜껑이나 사기 재질의 큰 접시를 사용해도 됩니다. 눌림판을 사용하지 않으면 부패를 막기 위해 자주 재료를 뒤집어주어야 하는 번거로움이 따릅니다.

⑨ 마지막으로 발효 용기의 아가리를 깨끗한 한지로 덮어주고 공기 유통이 잘 이루어지는지 살펴보아야 합니다. 벌레가 들어가지 못하도록 고무줄로 단단히 묶어준 뒤 용기 뚜껑을 닫고 재료의 이름과 양, 작업한 날짜를 꼭 기록해둡니다.

5. 발효시키기

① 직사광선이 들지 않고 서늘하며 통풍이 잘 되는 청결한 곳에 둡니다.
② 2~3일 후에는 재료의 수액과 설탕이 혼합되면서 꿀과 같은 액체가 만들어집니다.
③ 이때 바닥에 가라앉은 설탕은 저어서 녹여주고, 내용물은 뒤집어 꼭꼭 눌러줍니다(뒤집을 때 대나무 주걱은 쓰지 않습니다).
④ 특히 여름철에 뒤집기를 잘못하고 뚜껑을 잘 단속하지 않으면 곰팡이가 피거나 벌레가 들어갑니다.
⑤ 발효에 가장 적합한 온도는 22~24℃이며, 일반적인 재료일 때 이 같은 온도에서는 일주일 정도만 지나도 발효가 거의 끝납니다. 18~20℃에서는 7~15일 정도가 소요되며, 14℃ 이하에서는 한 달 이상 걸릴 수도 있습니다.
⑥ 발효가 다 되었는지의 여부는 색깔과 냄새를 맡아보면 알 수 있습니다. 처음에는 대부분 녹색이었던 재료의 색깔이 차츰 황록색이나 황갈색으로 탈색되며, 발효가 다 되면 성분과 수액이 빠져나온 재료는 섬유질만 남아 모양이 쭈글쭈글하게 짜부라집니다.
⑦ 발효가 잘 되었을 때에는 새콤달콤하면서 향긋한 냄새가 나며 약간 톡 쏘는 듯한 맛이 납니다. 발효가 미숙했을 때에는 풋내가 나고 설탕 맛이 나며, 발효가 너무 지나치게 되었을

때에는 군내가 나고 신맛이 납니다. 발효가 끝나면 바로 음용을 해도 되지만 적당히 숙성시켰을 때에 맛이 더 좋습니다.

6. 숙성시키기

① 발효가 끝나면 건더기는 걸러내고 원액만 다른 항아리에 옮겨 담아 숙성을 시작합니다. 숙성이란 잘 발효된 발효액을 특유의 맛과 향을 내도록 온도가 잘 맞추어진 조건하에서 일정 기간 동안 안정시키는 과정을 가리킵니다.
② 양파·마늘·생강·매실·표고버섯 등의 건더기는 건져 낸 후 양념과 반찬으로 만들어 먹어도 되고, 오디·인삼·머루·다래·복분자 등은 믹서로 갈아 그대로 먹어도 좋습니다.
③ 숙성을 할 때에도 용기의 70~80% 정도로만 원액을 채워야 2차 발효에 의한 거품이 넘치지 않습니다. 숙성 시에 발생하는 찌꺼기와 거품은 여러 날에 걸쳐 하루에 한 번씩 거름망으로 걷어냅니다. 이렇게 3~6개월 정도 숙성시키면 향긋하고 달콤한 맛있는 발효액이 완성됩니다.

7. 보존, 음용하기

① 숙성이 끝난 원액은 유리병이나 적당한 용기에 담아 냉장고

의 냉장실이나 김치냉장고, 저온 창고 등에 보관해두고 수시로 마시면 됩니다. 원액으로 마실 때에는 1일 2~4회씩 식전과 식후에 편리한 대로 음용하면 되고, 희석하여 마실 때에는 횟수에 제한 없이 수시로 마시면 됩니다.

② 적당히 발효되어 초산화醋酸化되지 않은 발효액은 식전과 식후 어느 때에 먹어도 상관없습니다. 그러나 장기간의 숙성으로 식초처럼 신맛이 나는 발효액은 초산이 많아서 식전에 먹었을 경우 속이 쓰리고 신트림이 날 수 있으므로 식후에 마시는 것이 좋습니다.

③ 1회에 음용하는 양은 정해진 것이 없으므로 기호에 따라 적당히 마시면 됩니다. 보통 원액으로 마실 경우에는 50cc(소주잔 하나) 정도를 마시면 되고, 원액으로 마시기에 너무 달다면 각자의 취향과 입맛에 맞게 적당한 비율로 생수에 희석(2~10배)하여 수시로 마시면 됩니다. 그러나 건강 상태에 따라 음용하는 양을 가감하는 것이 좋으며, 생수에 희석하여 마실 때에는 오래 두면 활성력이 떨어지므로 희석 후 바로 마시는 것이 바람직합니다.

④ 음용 기간은 적혈구의 수명이 120일이니까 체액을 완전히 바꾸려면 최소한 4개월 이상은 섭취해야 효과를 기대할 수 있습니다. 오래 보관해야 할 발효액은 설탕을 조금 더 넣어주면 장기 보관이 가능해집니다.

8. 여러 가지 산야초 발효액의 종류

1) 마늘 발효액

- **성분** : 알리신, 알린, 스콜지닌, 게르마늄, 칼륨, 유황, 비타민A, 비타민B, 비타민C, 비타민E 등
- **효능** : 암, 당뇨, 고혈압, 콜레스테롤, 뇌졸중, 동맥경화, 식욕 증진, 피로 회복, 신경통, 류머티즘, 관절염, 임신중독증, 갱년기 질환, 알레르기 질환, 신진대사 이상, 변비, 혈액 순환 개선, 강장, 해독, 냉증, 야뇨증, 치질, 위장병 등
- **재료와 설탕의 배합률**(단위=무게) : 마늘 1.0 대 설탕 0.5~1.0
- **재료의 크기** : 겉껍질만 벗기고 2등분합니다.
- **기타 사항** : 마늘은 6~7월에 수확하므로 그때 구입하는 것이 좋습니다. 마늘은 항균력이 강해 발효가 잘 되지 않습니다. 그래서 마늘을 반으로 잘라도 발효 기간만 6개월 정도 걸립니다. 통마늘을 사용하면 발효 기간이 너무 길기 때문에 반으로 자르는데, 절구에 빻아서 쓰면 발효 기간을 많이 단축시킬 수 있습니다. 발효를 끝내고 난 건더기는 양념으로 먹을 수도 있고, 30도 이상의 소주를 첨가하면 마늘주가 됩니다.

2) 양파 발효액

- **성분** : 알린, 알리신, 비타민A, 비타민B군, 비타민C, 이눌린, 케르세틴, 칼슘, 철분 등
- **효능** : 당뇨, 고혈압, 동맥경화, 뇌졸중, 화상 치료, 알레르기, 혈관성 질환, 만성 간염, 심근경색, 백내장, 인슐린 분비 촉진, 콩팥 기능 증진, 간장의 해독 작용, 조혈 기능, 주독酒毒의 중화, 중금속의 해독과 분해, 감기 퇴치 기능, 거담 작용, 소화 촉진, 변비, 생리 불순, 유방종양, 탈모, 불면증, 허약 체질이나 신경쇠약의 원기 회복, 피부 미용, 잔주름 예방, 강장, 대장균이나 살모넬라균의 살균, 습진, 무좀 등 헤아릴 수 없이 많습니다.
- **재료와 설탕의 배합률(단위=무게)** : 양파 1.0 대 설탕 0.5~1.0
- **재료의 크기** : 뿌리와 꼭대기 부분과 겉껍질만 벗기고 작은 것은 4조각, 큰 것은 8조각 정도로 나눕니다.
- **기타 사항** : 양파는 대부분 5~6월에 수확하지만, 고랭지 재배를 하는 것은 가을에 수확하기 때문에 사계절 쉽게 재료를 구하여 언제든지 발효액을 담글 수 있습니다. 되도록 저장 보관용을 피해 제철에 수확한 것을 구입하도록 하며, 농약을 사용하지 않은 유기농법으로 재배한 것이라면 더욱 좋습니다. 양파 · 마늘 · 생강 · 울금 · 달

래·부추 등은 발효액을 만든 후 건더기를 버리지 말고 양념하여 장아찌로 먹어도 좋습니다.

3) 모과 발효액

- **성분** : 섬유질, 회분, 비타민, 유기산, 사과산, 구연산, 주석산, 펙틴, 타닌, 칼슘, 칼륨, 철분 등
- **효능** : 소화기계 질환, 신경염, 소화 촉진, 구갈 제거, 급체, 토사곽란, 설사, 간장·비장·신장의 원기 회복, 해독, 류머티즘 등
- **재료와 설탕의 배합률(단위=무게)** : 모과 1.0 대 설탕 0.5~1.0
- **재료의 크기** : 껍질째, 씨째 그대로 사용하며 깍두기 크기로 자르고 3~5mm 두께로 얇게 썰어서 씁니다.
- **기타 사항** : 10월 하순부터 11월 초순 사이에 채취합니다. 발효가 끝난 건더기는 소주에 담가 모과주를 만들기도 합니다.

4) 생강 발효액

- **성분** : 진게론, 진기베론, 진기베렌, 시네온, 쇼가올, 시트랄, 필란트렌, 메틸헵테론, 캄펜, 게르마늄 등

- **효능** : 고혈압, 암, 당뇨, 뇌졸중, 소화불량, 감기 예방, 수족냉증, 항균, 해독, 해열, 지혈, 소화액 분비 촉진, 식욕 증진, 구토, 설사, 두통, 신경통, 기침, 위장병, 발한 등
- **재료와 설탕의 배합률**(단위=무게) : 생강 1.0 대 설탕 0.5~1.0
- **재료의 크기** : 껍질이 있는 것과 껍질이 없는 것은 약성이 다릅니다. 흙만 씻어내고 껍질은 벗기지 않은 채 떡국 크기로 자릅니다.
- **기타 사항** : 생강은 재료가 딱딱하여 발효 기간이 좀 더 걸립니다. 생강이나 마늘, 양파처럼 냄새가 강한 것은 한 가지 재료만 사용하면 발효액을 음용하는 데 어려울 수 있습니다. 다래ㆍ머루ㆍ오디 등 달콤한 재료로 만든 발효액과 혼합하여 먹으면 강한 냄새를 줄일 수 있습니다. 발효가 끝난 건더기는 양념하여 장아찌로 먹으면 좋으며, 소주에 담가 생강주를 만들기도 합니다.

5) 여주 발효액

- **성분** : 비타민C, 비타민B군, 비타민E, 비타민K, 식이섬유, 칼륨, 칼슘, 마그네슘, 니아신, 카로틴, 이소플라본, 리놀렌산, 사포닌, 펙틴 등
- **효능** : 당뇨, 고혈압, 동맥경화, 뇌졸중, 심장병, 열사병, 열

병으로 인한 갈증 해소, 이질, 종기, 치통, 설사, 변비 등
- **재료와 설탕의 배합률**(단위=무게) : 여주 1.0 대 설탕 0.5~1.0
- **재료의 크기** : 껍질째, 씨째 그대로 사용하며 끝에서부터 자루까지 3~5mm 두께로 썹니다.
- **기타 사항** : 7월 중순이면 푸른 열매가 다 영글어 8월부터는 빨갛게 익는데, 푸른 열매와 익은 열매 모두 사용해도 됩니다. 특히 혈당 강하 효과가 뛰어나므로 고혈당인 당뇨 환자들에게 인기가 높습니다. 발효가 끝난 건더기는 믹서로 갈아서 즙으로 먹어도 좋으며, 소주에 담가 여주술을 만들기도 합니다.

6) 오디 발효액

- **성분** : 타닌, 루틴, 비타민A, 비타민B군, 비타민C, 비타민E, 안토시아닌, 플라보노이드, 카테킨, 폴리페놀, 아스파라긴산, 알라닌, 철분, 칼슘, 칼륨, 마그네슘 등
- **효능** : 당뇨, 고혈압, 뇌졸중, 암, 동맥경화, 노화 방지, 피부 미용, 자양강장, 빈혈, 보혈, 간염, 변비, 안질환, 해독, 살균, 지혈, 강심, 이뇨, 식욕 증진 등
- **재료와 설탕의 배합률**(단위=무게) : 오디 1.0 대 설탕 0.5~1.0

- **재료의 크기** : 열매째 그대로 사용합니다.
- **기타 사항** : 지역에 따라 차이가 있으나 대부분 6월 초순~중순이면 오디가 빨갛게 익습니다. 재배하는 오디보다 산에서 자생하는 오디를 구할 수 있으면 더없이 좋지만 그리 쉽지는 않을 것입니다. 오디는 열매의 표피가 물러서 물에 오래 씻으면 재료의 성분이 빠져나갑니다. 지푸라기나 나뭇잎 등의 이물질만 골라내고 물에 한 번 정도만 흔들어 물기가 빠지면 그대로 사용합니다. 오디는 농약을 쓰지 않기 때문에 비교적 안전한 식품이라고 할 수 있습니다. 그러나 중국에서 많은 양이 수입된다고 하니 국내산과 수입품을 잘 구분해야 합니다. 발효가 끝난 건더기는 믹서로 갈아서 그대로 먹어도 좋으며, 소주에 담가 오디술을 만들기도 합니다.

7) 매실 발효액

- **성분** : 구연산, 사과산, 주석산, 호박산, 이노시톨, 트리테르펜, 아미그달린 등
- **효능** : 소화불량, 허약 체질, 냉증, 저혈압, 지체 통증, 반신불수, 반점, 해열, 심장 안정 등
- **재료와 설탕의 배합률**(단위=무게) : 청매실 1.0 대 설탕 0.5~1.0

- **재료의 크기** : 이쑤시개로 꼭지만 따내고 열매째 그대로 사용합니다.
- **기타 사항** : 6월에 덜 익은 청매실을 채취하여 사용합니다. 청매실에는 독성이 있으나 발효하면 독성까지도 약이 됩니다. 발효가 끝난 뒤 씨를 뺀 과육은 양념하여 장아찌로 만들어 먹어도 좋고, 30도 이상의 소주에 담가 1년 정도 두면 맛있는 매실주가 됩니다.

8) 인삼 발효액

- **성분** : 배당체, 사포닌, 파나센, 플라보노이드, 게르마늄, 아밀라아제, 페놀라아제, 비타민B 복합체, 말톨, 21종의 아미노산, 24종의 유리지방산, 폴산, 비오틴, 판토텐산, 니코틴산, 펩티드, β-시스토스테롤, 스티구마스테롤, 올레아놀산, 파낙사디올, 파낙사트리올 등
- **효능** : 강장, 당뇨, 고혈압, 암, 동맥경화, 뇌졸중, 심장병, 위장병, 면역력 증강, 항암, 세포 생성 촉진, 오장육부 보호, 신경 안정, 시력 보호, 머리를 맑게 함, 피로 회복, 제독除毒, 체력 증진, 빈혈, 설사, 변비, 혈액 보충, 원기 회복, 부인병, 신경통, 류머티즘, 폐렴, 피부 미용, 기미, 천식 등
- **재료와 설탕의 배합률**(단위=무게) : 인삼 1.0 대 설탕

0.5~1.0
- ●**재료의 크기** : 3~5㎝ 정도의 깍두기 크기로 썹니다.
- ●**기타 사항** : 인삼은 9월 중순부터 수확할 수 있지만, 너무 일찍 채취하는 것보다 11월 초순쯤 조금 늦게 수확하는 것이 더 통통하게 살이 붙어서 좋습니다. 발효가 끝난 건더기는 믹서로 갈아서 즙으로 마시기도 하며, 소주에 담가 인삼주를 만들어도 좋습니다.

9) 다래 발효액

- ●**성분** : 악티니딘, 타닌, 비타민A, 비타민C, 아스코르브산, 유기산, 펙틴, 칼슘, 칼륨, 마그네슘, 아미노산 등
- ●**효능** : 당뇨, 고혈압, 동맥경화, 심장병, 해독, 강심, 소화 촉진, 정신 안정, 건위, 황달, 암, 혈액 순환 등
- ●**재료와 설탕의 배합률**(단위=무게) : 다래 1.0 대 설탕 0.5~1.0
- ●**재료의 크기** : 껍질째, 씨째 그대로 사용하며 3~5등분하여 사용하면 됩니다.
- ●**기타 사항** : 주로 야산의 계곡에 많이 자생하는 토종 산다 래는 8~9월에 수확하지만, 흔히 키위라고 부르는 양다 래는 10~11월에 수확합니다. 인터넷에서 찾아보면 간혹 산다래를 재배하는 농가가 있기는 해도 구하기 어려우

며, 양다래를 재배하는 농가는 아주 많이 있습니다. 물론 산다래로 발효액을 만들면 더 좋겠으나 양다래로 만들어도 각종 암의 예방과 치료에 효과가 있습니다. 발효가 끝난 건더기는 믹서로 갈아서 즙으로 먹어도 좋고, 소주에 담가 다래주를 만들기도 합니다.

10) 머루 발효액

- **성분** : 주석산, 구연산, 사과산, 칼슘, 철분, 타닌, 화분, 인토시아닌, 카테친, 폴리페놀, 레스베라톨 등
- **효능** : 당뇨, 고혈압, 동맥경화, 심장병, 혈액 순환 개선, 강장, 보혈, 폐 기능 강화, 기침, 신경통, 종기 등
- **재료와 설탕의 배합률**(단위=무게) : 머루 1.0 대 설탕 0.5~1.0
- **재료의 크기** : 껍질째, 씨째 그대로 사용합니다.
- **기타 사항** : 일명 산포도라고도 하는데 주로 야산에 많이 자생합니다. 지역에 따라 다르지만 보통 9~10월에 채취할 수 있습니다. 지금은 재배하는 농가가 많아서 인터넷에도 많이 올라와 있습니다. 발효가 끝난 건더기는 믹서로 갈아서 즙으로 먹어도 좋으며, 소주에 담가 머루주를 만들기도 합니다.

11) 석류 발효액

- **성분** : 시트르산(유기산), 알칼로이드, 타닌, 비타민B군, 비타민C, 에스트로겐, 칼륨, 칼슘 등
- **효능** : 고혈압, 당뇨, 동맥경화, 강장, 설사, 이질, 급성 장염, 배변 출혈 억제, 대하증, 피부 탄력, 불면, 우울증, 관절염, 골다공증, 냉증, 대장염, 숙취, 편두통, 구내염, 편도선염, 후두염, 항바이러스, 습진, 갱년기 장애, 생리불순, 다이어트, 전립선염 등
- **재료와 설탕의 배합률**(단위=무게) : 석류 1.0 대 설탕 0.5~1.0
- **재료의 크기** : 껍질째, 씨째 그대로 사용하며 3~5cm 크기로 잘라서 씁니다.
- **기타 사항** : 채취하는 시기는 9~10월입니다. 여성호르몬제가 다량 함유되어 있어 여성 노화 방지에 효과가 뛰어납니다. 발효가 끝난 건더기는 믹서로 갈아서 즙으로 마시기도 하고, 소주에 담가 석류주를 만들기도 합니다.

12) 천년초 발효액

- **성분** : 플라보노이드, 식이섬유, 비타민C, 칼슘, 사포닌, 아미노산 등

- **효능** : 당뇨, 고혈압, 동맥경화, 심장병, 활성산소 제거, 항산화, 콜레스테롤, 청혈, 신경통, 이질, 류머티즘, 화상, 피부병, 변비, 이뇨, 장운동 활성화, 치매, 항염, 노화 방지, 치질, 관절염, 갑상선염, 천식, 기관지염, 장염, 혈액 순환 개선, 위염, 위궤양, 십이지장궤양, 대장암, 담석증, 비만, 간염, 항균 작용, 면역력 강화, 백내장 등
- **재료와 설탕의 배합률**(단위=무게) : 천년초 선인장 1.0 대 설탕 0.5~1.0
- **재료의 크기** : 3~5cm 크기로 자릅니다.
- **기타 사항** : 천년초 선인장은 땅에 한 번 심으면 수십 년을 한자리에서 재배해도 흙에 영향을 주지 않아서 윤작輪作을 하지 않아도 됩니다. 병충해가 없으므로 농약을 사용할 필요가 없으며, 영하 20℃의 추위에도 얼어 죽지 않습니다. 천년초 선인장은 줄기 · 뿌리 · 꽃 · 열매에 각각의 성분이 있어 가시를 제외한 선인장 전체를 재료로 쓸 수 있습니다. 줄기와 뿌리는 10월부터 이듬해 5월 사이에 채취하고, 꽃은 7~8월에, 열매는 10~12월에 채취하면 됩니다.

13) 질경이 발효액

- **성분** : 플라보노이드, 플라타기닌, 아데닌, 콜린, 아우쿠민,

식이섬유, 호모플란타기닌, 비타민A, 비타민B, 칼슘 등
- **효능** : 고혈압, 당뇨, 중풍, 변비, 관절염, 항암, 간장 보호, 축농증, 이뇨, 거담, 소염, 해열, 지혈, 생리 불순, 설사, 건위, 강장, 결석, 토사곽란, 신경통, 폐결핵, 안질환, 혈변, 충치, 기관지염, 천식, 여드름, 비염, 요도염 등
- **재료와 설탕의 배합률**(단위=무게) : 질경이 1.0 대 설탕 0.5~1.0
- **재료의 크기** : 3~5㎝ 크기로 잘라서 씁니다.
- **기타 사항** : 질경이는 봄부터 가을까지 길 옆이나 산과 들에서 지천으로 볼 수 있는 1년생 야생초입니다. 질경이 씨앗은 차전자라는 이름으로 널리 알려져 있으며, 식이섬유가 풍부하여 변비 치료에 많이 애용되고 있습니다. 채취하는 시기는 5월부터 10월까지이고 잎·줄기·뿌리·열매를 모두 사용할 수 있습니다.

14) 민들레 발효액

- **성분** : 타락세롤, 카페산, 락투스피크린. β-카로틴, β-시토스테롤, 스테롤 화합물, 아스코르빈산, 비타민A, 비타민B_1, 비타민B_2, 비타민C, 타락사스테롤, 프세우도타락사스테롤, 스테린 화합물, 이눌린, 세로친, 만니톨, 콜린, 팔미틴, 철분, 칼슘 등

- **효능** : 고혈압, 당뇨, 간 기능 개선, 유해산소 제거, 노화 방지, 청혈, 청열, 해독, 이뇨, 항균, 담석증, 대장염, 위궤양, 해열, 건위, 강장, 거담, 체력 강화, 황달, 천식, 간염, 간경화, 야맹증, 골다공증, 빈혈, 폐결핵, 부종, 치질, 부인병, 모유 분비 촉진, 담즙 분비 촉진 등
- **재료와 설탕의 배합률(단위=무게)** : 민들레 1.0 대 설탕 0.5~1.0
- **재료의 크기** : 3~5cm 크기로 자릅니다.
- **기타 사항** : 민들레는 질경이와 마찬가지로 산과 들에서 흔히 볼 수 있는 1년생 야생초입니다. 3월 중순부터 5월 중순까지 채취하는 것이 가장 좋으며, 잎·줄기·뿌리·꽃을 모두 사용할 수 있습니다.

15) 복분자 발효액

- **성분** : 레몬산, 포도당, 살리신산, 과당, 서당, 펙틴, 사과산, 개미산, 카프론산, 안토시안, 카로틴, 염화시아닌 배당체, 폴리페놀, 비타민A, 비타민B_1, 비타민B_2, 비타민C, 피토스테린, 칼슘, 칼륨, 나트륨, 니아신, 인, 철 등
- **효능** : 정력 증강, 간장 보호, 비장 기능 강화, 요실금, 신경성 빈뇨, 신장 기능 강화, 시력 보호, 혈액 순환 개선, 항암, 고혈압, 동맥경화, 당뇨, 천식, 습진, 치질, 백혈구·

적혈구 증가, 노화 억제, 관절염, 위장병, 탈모, 피부 미용, 신진대사 촉진, 스트레스 해소 등
- **재료와 설탕의 배합률(단위=무게)** : 복분자 1.0 대 설탕 0.5~1.0
- **재료의 크기** : 꼭지만 따고 껍질째, 씨째 그대로 사용합니다.
- **기타 사항** : 일명 산딸기라고도 하며, 6~8월에 검붉은 색으로 잘 익은 열매를 재료로 씁니다. 발효가 끝난 건더기는 믹서로 갈아서 즙으로 마셔도 좋고, 소주에 담가 복분자술을 만들기도 합니다.

16) 산수유 발효액

- **성분** : 코르닌, 로가닌, 타닌, 사포닌, 포도주산, 사과산, 당분, 비타민A, 모로니사이드, 주석산, 팔미틴산, 리놀산, 올레인산 등
- **효능** : 보신, 자양강장, 원기 회복, 어혈 방지, 혈액 순환 개선, 간장 보호, 신장 보호, 정력 증강, 야뇨증, 식은땀, 두통, 해열, 이명, 생리 불순 등
- **재료와 설탕의 배합률(단위=무게)** : 산수유 1.0 대 설탕 0.5~1.0
- **재료의 크기** : 꼭지만 따내고 껍질째, 씨째 그대로 사용합니다.

- **기타 사항** : 주로 10월에 채취하며, 구기자와 혼합하면 원기 회복에 좋습니다. 발효가 끝난 건더기는 믹서로 갈아서 즙으로 마셔도 좋고, 소주에 담가 산수유술을 만들기도 합니다.

17) 오미자 발효액

- **성분** : 사과산, 주석산, 구연산, 단백질, 지질, 탄수화물, 회분, 칼슘, 비타민B_1, 인, 철, 유기산, 타닌 등
- **효능** : 당뇨, 자양강장, 간 기능 강화, 저혈압, 기억력·정신력 집중, 기관지염, 폐 기능 보호, 피로 회복, 항산화, 해수, 천식, 신경 안정, 심장병, 순환기 질환, 혈액 순환 개선, 스트레스성 궤양, 치매, 면역력 증강, 노화 방지, 정력 증진, 숙취 해소, 시력 보호, 탈모 방지 등
- **재료와 설탕의 배합률**(단위=무게) : 오미자 1.0 대 설탕 0.5~1.0
- **재료의 크기** : 꼭지만 따내고 껍질째, 씨째 그대로 사용합니다.
- **기타 사항** : 10월에 채취하며, 구기자·더덕과 함께 발효시키면 폐 기능 강화에 좋습니다. 발효가 끝난 건더기는 믹서로 갈아서 즙으로 마셔도 좋고, 소주에 담가 오미자술을 만들기도 합니다.

18) 구기자 발효액

- **성분** : 루틴, 피살리엔, 베타인, 디오스게닌, 제아잔틴, β-시토스테롤, 유라실, 리놀렌산, 철분, 비타민B, 비타민C, 비타민D, 비타민E, 칼륨, 칼슘, 마그네슘, 망간, 아연, 8가지 필수아미노산 등
- **효능** : 당뇨, 변비, 고혈압, 동맥경화, 시력 증진, 빈혈, 간장 보호, 신장 보호, 자양강장, 노화 방지, 면역력 강화, 혈액 순환 개선, 해독, 세포 생성, 모세혈관 강화, 혈관 청소, 항암, 항산화, 백내장, 망막증, 고지혈증, 심장병, 전립선 비대, 냉증, 불면증, 기침, 해열, 폐결핵, 탈모 등
- **재료와 설탕의 배합률**(단위=무게) : 구기자 1.0 대 설탕 0.5~1.0
- **재료의 크기** : 꼭지만 따내고 껍질째, 씨째 그대로 사용합니다.
- **기타 사항** : 지역에 따라 약간의 차이는 있으나 보통 10~11월에 채취합니다. 오미자·더덕과 함께 발효시키면 폐 기능 강화에 좋습니다. 발효가 끝난 건더기는 믹서로 갈아서 즙으로 마셔도 좋고, 소주에 담가 구기자술을 만들기도 합니다.

19) 솔방울 발효액

- **성분** : 테르펜, β-펠렌드렌, β-카로필렌, 미르센, 사비넨, α-피넨 등
- **효능** : 당뇨, 고혈압, 동맥경화, 강장, 심장병, 변비, 천식, 골절풍, 위장병, 류머티즘, 중풍, 어지럼증 등
- **재료와 설탕의 배합률**(단위=무게) : 솔방울 1.0 대 설탕 0.5~1.0
- **재료의 크기** : 길이가 긴 쪽으로 2등분하여 자릅니다.
- **기타 사항** : 7~8월에 덜 익은 열매를 채취하고 솔잎이나 솔순을 함께 혼합하여 발효시켜도 좋습니다. 발효액은 솔향기가 진하여 마시기에 아주 좋습니다. 발효가 끝난 건더기는 소주에 담가 솔방울술을 만들면 기가 막히는 향을 맛볼 수 있습니다.

20) 표고버섯 발효액

- **성분** : 베타글루칸, 비타민B_1, 비타민B_2, 비타민B_6, 비타민D, 구아닐산, 글루타민산, 아스파라긴, 로이신, 티로신, 렌치오닌, 멜라닌 등
- **효능** : 당뇨, 고혈압, 동맥경화, 뇌졸중, 심장병, 면역력 증강, 항암, 간 기능 향상, 콜레스테롤, 어혈 방지, 혈전 생

성 억제 등

- **재료와 설탕의 배합률(단위=무게)** : 표고버섯 1.0 대 설탕 0.5~1.0
- **재료의 크기** : 3~5㎜ 굵기로 가늘게 찢어서 씁니다.
- **기타 사항** : 자연산 표고버섯은 8월 하순부터 10월 초순까지만 나오지만, 재배하는 표고버섯은 하우스에서 재배하기 때문에 봄부터 겨울까지 거의 1년 내내 구할 수 있습니다. 갓이 펴지지 않은 것이 좋으며, 너무 큰 것보다는 적당한 크기에 자루가 굵고 갓이 탱탱한 것을 고르도록 합니다. 물에 너무 오래 씻으면 표고가 흐물흐물해지기 쉬우므로 한두 번 적당히 씻은 후 빨리 물에서 꺼내야 합니다. 발효를 끝내고 걸러낸 건더기는 양념하여 반찬으로 먹어도 됩니다.

그 외에 달래, 두릅, 느릅, 돌미나리, 더덕, 우엉, 쑥, 씀바귀, 고들빼기, 냉이, 부추, 파, 연뿌리, 연꽃, 죽순, 도라지, 아주까리, 야콘, 토란, 돌나물, 취나물, 곰취, 송이버섯, 느타리버섯, 포도, 키위, 탱자, 유자, 귤, 무화과, 돌복숭아, 블루베리, 사과, 엉겅퀴, 쇠비름, 비수리, 겨우살이, 하눌타리, 참마, 산마, 알로에, 수세미, 울금, 잣방울, 솔순, 솔잎, 찔레순, 다래순, 칡순, 삽주, 으름, 뱀딸기, 까마중, 천궁, 구절초, 어성초, 삼백초, 뜰보리수, 익모초, 칡뿌리, 돼지감자, 오가피, 하수오, 지황, 결명자, 맥문동, 천문동,

당귀, 십전대보탕, 사물탕, 방풍, 진교, 할미꽃, 반하, 박하, 진득찰, 석창포, 시호, 양귀비, 석곡, 꿀풀, 금불초, 범부채, 대극, 땃두릅, 흰독말풀, 긴병꽃풀, 백미꽃, 황금, 관중, 자리공, 천궁, 이질풀, 중대가리풀, 개구리밥, 잇꽃, 닭의장풀, 참나리, 지모, 깽깽이풀, 마타리, 들국화, 용담, 둥굴레, 승마, 현삼, 미나리아재비, 현호색, 택사, 고수, 넉줄고사리, 소회향, 약모밀, 명아주, 삼지구엽초, 호장, 조릿대, 쑥부쟁이, 쇠뜨기, 소루쟁이, 달맞이꽃, 짚신나물, 인동덩굴, 음나무, 싸리나무, 벌등꼴나무, 비자나무, 찔레나무, 산초나무, 노간주나무, 옻나무, 측백나무, 해당화나무 등 발효액의 재료로 쓰이는 것에는 수백 가지가 있습니다.

4장

효소로 건강을 되찾은 사람들

마음대로 먹어도 다이어트에 자신이 생겼어요

— 글쓴이 : **김경아**

　40대 중반 여성인 저는 우연한 기회에 농축효소를 접하고 먹기 시작하였습니다. 3개월 정도 지나면서 주위 사람들로부터 "성형수술을 했느냐?" 또는 "무슨 다이어트를 했기에 그렇게 날씬하게 몸이 좋아졌느냐?"라는 부러움의 질문을 자주 듣곤 합니다.

　얼굴의 군살이 빠지니까 이목구비가 뚜렷해져서 그런지 "콧날을 세웠느냐?"라는 질문도 자주 받습니다. 3개월 만에 체중이 5kg이나 빠져 허리에 맞는 옷이 없으니 그런 말을 들을 수도 있으리란 생각이 듭니다.

　칠순을 바라보는 저의 친정어머니는 비만과 고혈압 · 협심증 · 당뇨가 심하여 20년째 병원약을 드시고 계시는데, 한꺼번에 복용하는 약이 한 주먹이나 될 만큼 많은 약을 드시는데도 별다른 차도가 없었습니다. 그러던 중 막내이모가 "언니한테 딱 맞는 기가 막히는 식품이 있으니 병원약 다 끊고 이것 한번 먹어봐"라고 하시면서 농축효소 식품을 전해주고 가셨습니다.

   세상에는 좋다는 약과 식품이 하도 많아 그동안 수도 없는 약을 드셔보셨지만 어느 것 하나 어머니의 병을 낫게 한 것은 없었기에 "아, 이것도 다 그와 비슷한 그런 종류겠지" 하고 제대로 드시지를 않았습니다. 며칠이 지난 뒤 이모로부터 "잘 먹고 있느냐?"라는 확인 전화가 빗발을 쳐 어머니는 마지못해 드시기 시작하셨지요. 그런데 맛도 고소하고 먹기도 편해서 수시로 생각날 때마다 간식처럼 드셨답니다.

   그런데 큰일이 생겼습니다. 3일을 드시고는 설사를 하기 시작하였는데, 하루에도 화장실을 7~8회씩이나 들락거리셨답니다. "아이구, 이것 또 속았구나!" 하고 작은이모에게 전화를 걸어 막 야단을 치셨답니다. 할 수 없이 이모가 부리나케 달려와서 자초지종 얘기를 듣고 설득을 하셨지만, 어머니는 막무가내로 농축효소를 던져버리고 "너나 많이 먹고 오래오래 살아라" 하시면서 역정을 내셨다고 합니다.

   그날은 도저히 얘기가 통하지 않아서 이모는 그대로 농축효소를 갖고 돌아가시고, 이튿날 효소를 판매하고 있는 회사 직원과 함께 2차 방문을 하셨답니다. 그 자리에서 효소회사 직원은 "그것은 명현 반응이오니 농축효소를 중단하지 말고 그대로 드십시오. 그러면 일주일 내로 설사는 멎을 것이며, 지금까지 앓고 계시는 질병도 3개월이 지나면 좋아질 것입니다. 만약 제 말이 틀리면 모든 법적인 책임과 물질적인 손해를 두 배로 보상하겠습니다"라고 약속하여 어머니는 마음을 진정시키고 그대로 농축효소를 드셨답니다.

그런데 두 번째 이변이 생겼습니다. 이모와 효소회사 직원이 다녀간 뒤 이틀째부터 설사가 줄어들기 시작하더니 4일 후부터는 설사가 멈추고 몸의 컨디션이 아주 좋아지기 시작하셨답니다. 기쁜 마음에 병원약을 끊어보았답니다. 그런데도 수치는 오르지 않고 컨디션은 여전히 좋기에 더욱 열심히 농축효소를 드셨답니다.

정말 석 달 후 세 번째 기적이 생겼습니다. 체중이 8kg이나 줄어들었고, 병원약을 계속 끊었는데도 혈압은 고혈압 130mmHg 저혈압 85mmHg로 잡혔습니다. 혈당 수치도 거의 정상인 식전혈당 120mg/dℓ 식후혈당 150mg/dℓ까지 접근하였고, 협심증의 증세는 완전히 사라졌습니다.

그 후부터 어머니는 병원약을 서서히 줄이시다가 7개월이 지난 지금은 병원약을 완전히 끊고 농축효소만을 드시고 계십니다. 그런데도 별다른 증상이나 불편 없이 생활하고 계시며, 체중은 다시 3kg이나 줄었는데 더 이상은 내려가지 않는다고 하시네요. 외출하실 때도 농축효소는 신주처럼 챙겨 품에서 떨어지지 않게 항시 휴대하고 다니십니다.

농축효소의 효과를 몸소 경험하신 어머니께서 제가 어머니를 닮아 몸무게가 좀 있으니 저에게 소개를 해주셨던 것입니다. 저도 어머니의 말씀을 듣고 하루도 거르지 않고 열심히 먹었더니 3개월 만에 체중이 5㎏이나 빠졌으며, 그동안 변비로 고생을 많이 했는데 이제 완전히 해결되었습니다. 농축효소 때문에 '꿩 먹고 알 먹고'라는 말을 실감나게 느꼈어요. 지금은 온 세상이 모두 나를 위해 있는 것 같고, 마음대로 먹고 싶은 것 실컷 먹어도 체중이 늘지 않으니 이것이야말로 최고의 다이어트 식품이라고 말하고 싶습니다. 농축효소 파이팅!

만병을 다스리는 효소의 신비

— 글쓴이 : **이창수**

저는 속초에 사는 60대 초반의 남성입니다. 어릴 때부터 축구·테니스·배드민턴·등산·산악자전거·골프 등 웬만한 스포츠는 안 해본 것이 없을 정도로 다양한 운동을 즐기며 살아왔습니다. 단련된 근육 체질로 건강에는 누구보다 자신감을 가지고 살아왔지요. 그런데 3년 전 온몸의 왼쪽이 약간 부자연스럽고 감각이 한 박자 느린 듯하여 한의원에 가서 검사를 해보았더니 중풍이라고 했습니다.

아무리 운동을 하여도 체질에 따라 중풍이 걸릴 체질은 피할 수 없다고 하며, 저는 특히 중풍에 약한 체질이지만 그만큼 운동을 했으므로 지금까지 버틴 것이라면서 앞으로 각별히 주의하라고 당부하셨습니다.

다행히 증상이 심하지 않아 지금부터 잘 관리하면 쉽게 회복될 것이라고 하셨는데, 1년 가까이 한약을 먹고 침을 맞아도 그 이상의 차도는 없었습니다. 집사람은 5년 전부터 고혈압 약을 먹고 있는 데다 저까지 이렇게 중풍 약을 먹고 있으니 집안 분위기가 영 말이 아닙니다.

게다가 내년 봄에 결혼 날을 받아놓은 딸아이는 한 달 전부터 얼굴에 여드름이 심하다고 피부과에 들락거리는데도 잘 낫지 않는다고 투덜댑니다. 지난주에는 직장에 다니는 아들 녀석이 회사에서 족구를 하다가 발목에 골절상을 입어 정형외과에서 기브스를 하고 목발을 짚고 왔더라구요. 이럴 때 쓰는 말이 설상가상인가요?

집안일이 어떻게 돌아가는지 정신이 없을 정도로 복잡한데, 하루는 친구가 찾아와서 말하더군요.

"중풍에는 효소보다 더 좋은 것은 없으니 한번 먹어봐라. 효소가 피를 맑게 해주는 데는 그만인데, 피가 맑으면 중풍은 그대로 끝나는 것이니까."

한 시간이 넘게 입이 마르도록 자랑하기에 반신반의하면서 농축효소 한 통을 사서 먹었어요. 친구의 자랑에 온 식구가 세뇌되었는지 집사람, 큰딸, 작은아들 모두가 너도 나도 먹다보니 일주일 만에 한 통을 다 먹어버렸답니다.

집사람은 매 끼마다 식전에 꼬박꼬박 챙겨 먹더니 속이 편안하고 혈압도 많이 좋아진 것 같다며 저보다 더 챙기고 있습니다. 딸아이는 변비가 있었는데 그게 해소되었다며 좋아하더니 다음에는 여드름이 수그러지고 있다며 요사이는 얼굴에 바르기까지 하고 있어요. 아들은 엄마와 누나가 좋다니까 덩달아 그럼 나도 먹어보자면서 먹고 있으니 다른 집에서는 한 달 먹을 양이 저희 집에서는 일주일이면 없어집니다.

저도 한약을 먹을 때보다 몸이 훨씬 부드러우며 왼쪽 팔다리에 힘이 붙는 것 같아서 열심히 먹었는데, 5개월이 지난 지금은 거의 왼쪽 몸의 불편함을 느낄 수 없을 정도입니다. 집사람의 혈압도 혈압 약을 먹지 않고 최고혈압 120~130mmHg 최저혈압 80~95mmHg까지 내려왔으니 더 이상 걱정하지 않습니다. 딸아이의 여드름은 진작 없어져 고운 얼굴로 웨딩드레스를 입을 수 있게 되었으며, 아들도 한 달 만에 기브스를 풀고 걸을 수 있었으니 친구의 말대로 과연 효소는 만병을 다스리는 신비한 만병통치 식품이 아닌가 싶습니다.

효소를 먹은 지 2년 만에 암이 없어졌어요

— 글쓴이 : **함윤섭**

저는 58세의 남자로서 지금까지 조그만 화원을 운영하며 남부럽지 않은 삶을 살아왔습니다. 그러나 2002년 2월 대장암 판정을 받고 수술을 하였습니다. 그 후 2년간 항암제 치료를 받았으나 2004년 8월 간장에 전이되어 수술이 불가능하다는 선고를 받고 병원 치료를 포기한 상태에서 민간요법과 한방으로 관리를 하고 있었습니다.

산속에 들어가서 야생동물처럼 나무뿌리와 약초, 갖가지 열매와 나물을 캐 먹으며 토굴 생활도 1년간 해보았고, 기도원에 들어가서 성령 치료도 3개월간 받아보았지만 별 차도가 없었습니다. 그 외에 이것저것 암에 좋다는 것은 수십 가지를 해보았지만 마찬가지였습니다.

그러던 차에 지인으로부터 효소가 좋다는 얘기를 듣고 지푸라기를 잡는 심정으로 효소 식품을 먹기 시작하였습니다. 처음에는 암의 통증이 더 심하고 기운도 더 빠지는 것 같은 느낌이 들어 계속해야 할지를 망설였어요. 그러나 현대의학에서 손을 못 쓰는 상태라면 어차피 못 고치는 것 아니냐 싶어 두 눈 딱 감고 그대로 계속 실행하였습니다. 그랬더니 보름 정도 지나면서 통증이 사라지고 속도 편안해지면서 안정을 찾게 되었습니다. 지금 생각해보면 초기의 통증과 기운이 빠진 것은 아마 명현 반응이 아닐까 싶기도 합니다.

그 후 효소 식품을 다른 사람들보다 열 배 정도는 더 많이 먹으며 1년 정도 지나니까 몸 상태가 확실히 이전보다 훨씬 좋아진 것을 느낄 수 있더군요. 통증이 사라지고 기력도 많이 회복된 것 같기에 병원 검사를 해봤습니다. 의사 선생님은 수술이 불가능하다고 했던 이전과는 달리 "더 이상 확대되지 않았고 오히려 지난 검사 때보다 호전된 것 같네요. 항암 치료를 한번 해보는 것이 어떨까요?"라고 말씀하시더군요. 하늘로 날아오를 듯이 기뻤지만 "항암 치료는 좀 더 생각해본 뒤에 하겠습니다"라고 미루며 그냥 병원을 나왔습니다.

효소 식품을 계속 하루에 30봉씩 밥 먹듯이 먹었지요. 날이 갈수록 점점 기운이 생기고 정신도 맑아지기에 다시 산속에서 두더지 야영 생활을 한 번 더 해보면 금방 몸이 좋아질 것 같은 느낌이 들었습니다. 그래서 2007년 다시 강원도 인제에 있는 방태산으로 들어갔습니다.

출발하기 전 아내와 아이들은 "저번에도 별 효과를 보지 못하고 고생만 하였는데 무엇 하러 또 고생을 사서 하려 해요?"라며 한사코 만류하더군요. 저는 "암과의 싸움은 죽기 아니면 살기다. 이번에는 살 자신이 있으니 막지 말아라"라며 뿌리쳤습니다. 방태산에 도착하여 산중턱에 있는 양지바른 바위굴 속에 생활공간을 만들고 다시 산속의 야영 생활을 시작했습니다.

전기도 TV도 신문도 없는 산속에서 벗이라곤 나무와 흙과 바위, 산새 울음소리와 바람소리뿐입니다. 밤이면 손전등 하나에 의지하여 달과 별을 벗 삼아 무언의 대화를 나누고, 낮에는 이 산 저 산을 산돼지처럼 쏘다니며 잔대·더덕·칡뿌리·도라지 등을 닥치는 대로 채취하여 그것을 반찬 삼아 효소 식품과 함께 먹었지요. 그렇게 세상일 까맣게 잊고 지내노라면 하루해가 훌쩍 토끼 꼬리처럼 짧게 지나간답니다.

효소 식품이 떨어지면 서울로 나와 챙겨 가곤 하는데, 그때마다 가족들은 안타까워서 갖은 설득을 하지만 저의 결심을 꺾지는 못했습니다. 속으로 '방태산에서 암을 이기지 못하면 나는 죽은 목숨이다' 그렇게 다짐하고 또 다짐을 하였습니다.

그런 생활로 1년 가까이 보내고 나니 이제는 몸이 완전히 다 나은 것 같은 기분이고, 튼튼하게 단련된 육체는 제가 암 환자라는 사실을 잊게 해주곤 했습니다. '이만 하면 암이란 놈이 도망가지 않았을까?' 그렇게 생각하고 하산하여 병원 검사를 받아보기로 하였습니다.

검사를 하고 난 일주일 후 병원을 찾아 결과를 보았더니 이게 무슨 조화입니까? 저도 놀라고 의사 선생님도 믿기지 않는다는 말을 여러 번 하면서 고개를 갸우뚱거렸습니다. 대장 수술을 받았던 부분의 종양균은 완전히 소멸되고, 간장에 전이되었던 종양균만 약간 남아 있다는 것입니다. 아, 이럴 수가! 이건 효소 식품의 힘인가? 자연의 힘인가? 하늘의 도움인가? 저는 세상을 다 얻은 기분에 아내와 부둥켜안고 한참을 울다가 웃다가 하면서 좀처럼 정신을 차릴 수 없었습니다.

수술도 못하는 중증의 상태에서 효소 식품을 먹은 지 불과 2년 만에 약간의 간암 종양균만 남아 있을 정도로 좋아진 것이지요. 이 정도라면 1년 이내에 간암 종양균을 완전히 뽑아버릴 수 있겠다는 용기를 얻었습니다. 이제 그 방법을 알았으니 자신감이 생긴 겁니다. 내일이면 또 짐을 챙겨 나의 삶에 불씨를 붙여준 방태산으로 다시 들어갑니다. '암과 이별하는 그 순간까지 더욱 효소 식품을 열심히 먹어야지. 아니, 생명이 다하는 그날까지 효소와 함께 살아야지.' 저는 굳게 다짐하면서 암으로 고생하시는 다른 분들에게도 혹시 참고가 되지 않을까 싶어 이렇게 체험기를 남깁니다.

그 지긋지긋하던 아토피로부터의 해방

— 글쓴이 : **정선희**

저의 남편과 저는 직장에 나가고 있는 맞벌이 부부입니다. 결혼 생활 2년 만에 아들을 얻었는데, 생후 10개월부터 얼굴의 입 주변과 눈 주위, 이마까지 아토피가 번져 피부가 벌겋게 되었고 진물이 나기도 했습니다.

백방으로 수소문하여 유명하다는 병원은 다 가보았고 좋다는 약은 다 써보았지만 크게 호전되지는 않았으며, 가려워서 울고 보채는 아기를 보면 살고 싶은 마음이 하나도 없는 지옥 같은 하루하루를 보내고 있었습니다.

제 남편은 회사일로 잔무가 많아 일주일에 두세 번은 야근으로 밤늦게나 귀가하므로 저 혼자 아이를 감당할 수가 없어서 매일 울음으로 지내고 있었습니다. 아토피는 밤에 더 심하게 가려움증이 나타나기 때문에 저희 부부는 번갈아가면서 밤을 새웠습니다.

어찌할 바를 몰라 허둥대고 지내던 중 친구에게 하소연이라도 해야지 하고 전화를 걸었습니다. 그 친구의 딸도 생후 6개월부터 아토피로 심하게 고생하다가 활성효소를 먹고 바르고 하여 지금은 거의 정상으로 돌아왔다는 얘기에 눈이 번쩍 뜨였습니다. 전화를 끊고 바로 효소회사에 전화를 걸어 위치를 확인하여 택시를 타고 달려갔습니다.

우선 효소의 역할과 효능에 대해 설명을 듣고 분말로 된 활성효소와 과립으로 된 활성효소 두 가지를 샀습니다. 집으로 와서 시키는 대로 아기에게 먹이고 바르기 시작했습니다.

진물이 흐르는 얼굴에는 시중에서 팔고 있는 황토분과 분말효소를 섞어 팩을 해주고, 과립효소는 평소에 먹던 분유의 분량만큼 온수에 타서 먹였습니다. 하지만 10개월 동안 분유에 맛을 들인 아기는 효소를 먹으려 하지 않아 꿀을 조금 첨가하여 먹였더니 거부하지 않고 입에 물고 빨기 시작하였습니다. 이후로는 그동안 먹이고 있던 분유를 중단하고 우유병에 분말효소와 꿀과 생수를 섞어서 이것만 먹였습니다.

닷새가 지나고 나니 얼굴에 흐르던 진물이 거짓말처럼 멎고 피부가 구들구들해지기 시작하였습니다. 당장 진물이 멈춘 것만으로도 어쩌면 아기의 아토피가 치유될 수 있겠다는 가능성에 얼마나 기쁘고 감격스럽던지 펑펑 쏟아지는 눈물을 주체할 수 없었습니다. 그리고 활성효소를 먹은 뒤로는 대변의 색깔도 아주 좋았고, 변비가 있어 배변 시에 아주 애를 먹었으나 정상적으로 배변을 볼 수 있었습니다.

  그 후 석 달이 지난 지금 아기는 이제 더 이상 얼굴을 긁지 않았으며, 언제 그리도 짜증스럽게 울고 보챘느냐는 듯 엄마의 품에 안겨 행복하게 생긋생긋 웃고 있습니다.

  아기의 아토피 때문에 밤낮으로 시달리던 지난 시절의 악몽은 말끔히 사라졌습니다. 이제 우리 부부의 얼굴에는 안도와 평온이 넘쳐흐릅니다. 아기 때문에 날마다 퇴근 시간이면 동료들의 눈치를 보았던 아빠는 이제 안심하고 가벼운 마음으로 야근을 할 수 있게 되었다고 기뻐하였습니다.

  우리 부부는 활성효소의 엄청난 효과를 직접 확인하였기에 효소 마니아가 되었고, 주위 사람들에게도 활성효소의 효능을 전하는 전도사가 되었답니다. 우리 모두 효소의 중요성과 필요성을 깨달아 활성효소를 식탁 위의 필수품으로 상비하여 무병장수의 기쁨을 함께 누렸으면 좋겠습니다. 끝으로 이 제품을 만들어주신 효소회사에 진심으로 감사하고 고마운 마음을 드립니다.

당뇨병을 물리친 효소 이야기

— 글쓴이 : **강정순**

15년 전에 당뇨병을 처음 발견하여 10년 동안 혈당강하제를 복용했으나 혈당 수치가 잡히지 않았습니다. 5년 전부터는 인슐린으로 바꾸어 주사를 맞고 있는데도 좀처럼 수치가 잡히지 않고, 손발이 차고 가끔 저리기도 합니다. 게다가 1년 전에는 망막증으로 치료를 받기도 했습니다.

이렇게 당뇨와 씨름하고 살아가던 어느 날, 우리 형편을 잘 아는 옆집 새댁으로부터 귀하고 귀한 선물을 받게 되었답니다. 효소식품이라는 조그만 박스를 하나 전해주면서, 자기 시어머님도 당뇨병으로 오래 고생하셨는데 이것을 먹은 뒤로 지금까지 복용하시던 병원약을 모두 끊고 지금은 거의 정상 수치로 돌아오셨다면서 드셔보라는 것이었습니다.

너무도 고맙고 고마워서 보답이라도 해야겠으나 아무것도 해줄 수 없으니 마음만 아팠습니다. 새댁은 저의 손을 꼭 잡고서는 "아무 부담 갖지 말고 잡수세요. 꼭 좋은 결과가 있었으면 좋겠네요. 효과가 있으면 다음에도 계속 드릴 테니 돈 걱정 마시고 그냥 드세요"라는 것입니다.

물론 그 집은 좀 잘사는 집이지만 자기도 시부모님을 모시고 살면서 옆집 늙은이까지 이렇게 신경을 써주니 세상에 이런 착한 며느리가 또 어디 있겠는가 싶어 눈물이 왈칵 쏟아지면서 목이 메었습니다. 나중에 이 얘기를 들은 제 딸이 그 집을 찾아가 고맙다는 인사를 하고 왔는데, 그 후 그 집 며느리와 제 딸은 의자매를 맺었답니다. 아무리 세상이 험하다고 해도 아름다운 사람들이 참 많은 것 같아요.

저는 그 효소 식품을 보물처럼 소중히 여기며 먹을 때마다 감사의 기도를 드렸습니다. 그렇게 일주일쯤 먹었더니 혈당 수치가 배로 올라가는 거예요. 깜짝 놀라 옆집 며느리에게 얘기했더니 자기 시어머님은 그런 일이 없었다면서 효소회사에 물어보았습니다.

회사 측 얘기로는 효소 식품을 처음 먹을 때 명현 반응이라는 것이 나타나는 사람들이 간혹 있으니 걱정하지 말고 양을 좀 줄여 드시다가 수치가 안정되면 원래의 양으로 높여도 된다고 말하기에 그대로 해보았습니다.

열흘쯤 지나니까 원래 수치대로 내려오더니 한 달 뒤부터는 차츰 더 내려오기 시작하였습니다. 두 달쯤 되어서는 $180 \text{mg/d}\ell$까지 내려왔습니다. 보름이 지나도록 수치가 더 이상 오르지 않기에 의사 선생님과 상의 없이 그냥 인슐린을 끊어보았습니다.

지금은 5개월째 인슐린을 끊고 효소 식품만 먹고 있는데, 혈당 수치는 안정적으로 유지되며 공복혈당이 120mg/dℓ까지 내려왔습니다. 이렇게 되니 손발 저림 증세도 없어지고, 피로 회복도 빨라져 몸의 컨디션이 아주 좋아졌습니다. 뭐라고 다 표현할 수 없는 이 기쁨, 당뇨병으로부터 해방되었다는 이 감격, 참으로 형언할 수 없는 마음입니다.

옆집 며느리는 내 생명의 은인입니다. 언제나 이 은혜를 다 갚을 수 있을까요? 그리고 효소 식품은 나의 건강을 찾아준 암흑 속의 횃불인데 무엇으로 보답할 수 있을지 그저 모두에게 감사할 뿐입니다.

혈압 약과 심장 약을 쓰레기통에 버리고

— 글쓴이 : **최형철**

저는 고등학교 시절 힘든 일을 하거나 조금만 운동을 해도 숨이 차서 학교를 자주 빠지곤 했습니다. 몸도 많이 비만했고 피로가 계속 쌓이기만 해서 병원에서 종합검사를 받았습니다. 우려했던 대로 최고혈압(수축기 혈압) 190mmHg에 최저혈압(이완기 혈압)이 110mmHg이나 나왔고, 심장도 좋지 않은 데다 지방간도 좀 있다는 판정이 나왔습니다. 의사 선생님은 우선 체중부터 줄이라고 하셨습니다. 체중을 빼려고 결심해도 원래 많이 먹고 육식을 좋아하는 편이라 작심삼일이 되어버렸고, 몸이 무거우니 점점 더 움직이지 않게 되었습니다.

책에는 포만감 70~80% 선에서 식사를 끝내라고 되어 있는데, 저는 식탁에 앉기만 하면 포식을 해야 직성이 풀리니 이것도 큰 병이지요. 저는 키(169cm)가 작으면서도 체중은 고교 시절 이후 지금까지 90kg 이하로 내려온 적이 한 번도 없었어요. 운동 부족에다 과식을 하니 살이 빠지지 않는 것은 당연지사이지만, 의지가 약한 탓인지 도무지 식탐만은 버릴 수 없었습니다.

생활습관이 이렇게 건강에 안 좋은 쪽으로만 하고 있으니 몸은 점점 더 망가졌습니다. 부끄러운 얘기지만 그 생활습관을 아직까지 고치지 못하고 있습니다. 30년이 넘도록 항상 주머니에 혈압약과 심장 약을 넣어 다니는데도 나이를 먹을수록 수치는 점점 올라가기만 했습니다. 따라서 약도 단위가 높아지고 병원을 집처럼 들락거리고 있으니 제가 생각해도 참 한심하기 짝이 없었습니다.

드디어 살과의 전쟁을 선포하였습니다. 작심하여 끼니를 거르기도 해보고 식사량을 줄여보기도 했습니다. 육류를 줄이고 채소와 과일 위주로 먹는 등 식사 조절과 함께 운동을 시작했지만, 역시 맛있는 요리의 유혹을 뿌리치지 못해 한 달을 넘기지 못하고 실패를 거듭하고 말았지요.

이렇게 번번이 실패만 하고 만다면 나의 인생은 어떻게 될 것인가? 좀 더 손쉬운 방법은 없을까? 그렇게 궁리하다가 시중에 판매하는 건강식품 중 다이어트에 좋은 약이 있지 않을까 하는 생각이 들었습니다. 그래서 인터넷을 뒤져 이것저것 좋다는 것은 다 구입하여 먹어보았습니다. 또 한의원을 찾아가서 살을 뺄 수 있다는 한약도 한동안 먹어보았습니다. 그러나 말처럼 효과가 있는 것도 아니고 가격도 만만치 않아 그것도 얼마간 하다가 또 포기하고 말았습니다.

이래저래 안 되는 걸 보니 이것도 팔자인가? 그렇게 체념하여 신경을 쓰지 않고 살았는데, 어느 날 집사람이 자기 친구에게서 구했다면서 '효소 식품'이라는 것을 건네주었습니다.

"진짜 이거야말로 체중 감량에는 끝내준대요. 3개월 먹고 효과가 없으면 전액 환불해준다니까 오늘부터 먹어봐요."

아내는 입에서 침이 마르도록 친구한테서 들은 얘기를 제게 옮겼습니다.

"그렇게 많이 속아보고도 철딱서니 없이 그 말을 믿어? 순진하기는 참!"

저는 아내에게 핀잔을 주었습니다. 그랬는데도 집사람은 그동안 많이 속고 실패도 많이 했으나 이것은 가격도 비싸지 않으니 한 번 더 속는 셈 치고 먹어보자는 것입니다. 집사람 말대로 그 효소 식품은 지금까지 먹었던 다른 것들에 비하면 가격이 10분의 1 정도밖에 되지 않았습니다.

"싼 게 비지떡이라는 말도 못 들어봤어? 그렇게 싼 것이 좋으면 얼마나 좋겠어?"

솔직히 가격이 너무 싸서 도무지 믿음이 가지 않았습니다.

그런데도 집사람은 친구의 말에 미련을 버리지 못하여 그 제품을 돌려주지 않고 서랍 속에 넣어두었던 것입니다. 며칠이 지난 뒤 서랍을 뒤지다가 제 눈에 띄었는데, 집사람은 벌써 개봉을 하여 몇 개 먹어본 것 같았습니다. 그래서 저도 한 봉을 뜯어 먹어보았더니 맛이 고소한 것이 먹기에 괜찮았고 별 거부감이 없었습니다.

　이왕 뜯은 것 반품할 수도 없고 가격도 부담 없고 맛도 있기에 수시로 하나씩 먹게 되었지요. 약간 갈증이 날 때 먹었더니 입 안에 침이 고이면서 갈증이 없어졌고, 더부룩하던 속이 뚫리며 배변도 아주 좋았습니다. 이러다 보니 한 통(한 달치)을 열흘 만에 다 먹고 말았습니다.

　"여보, 그거 내가 다 먹었는데 한 통 더 사 오면 안 될까?" 제 말을 들은 집사람은 "그럴 줄 알았어. 사실은 당신 먹게 하려고 일부러 뜯어놓은 건데, 히히히!" 하면서 총알같이 또 한 통을 사 가지고 왔답니다. 그 후로 10여 통을 더 먹었더니 4개월 만에 체중이 6kg이나 빠지면서 몸이 가볍고 기운이 펄펄 솟는 기분이었습니다. 숨이 찬 것도 훨씬 완화되어 '참 희한하네. 30년 동안 좋다는 것 수십 가지를 먹었어도 별 변화가 없었는데 이거 마약 아닌가?' 하는 의심이 들었습니다.

　제조회사에 전화를 걸어 확인해본 결과 "회사를 방문해주시면 제조 공정을 보여드릴 수 있으며, 제품의 안전성에 대해 구체적으로 설명을 해드리겠으니 한번 찾아오십시오"라는 것입니다. 일주일 후 회사를 방문하여 제조 현장을 견학하고, 각종 논문 자료와 비디오를 통해 제품에 대한 설명을 듣고 나니 이거야말로 가히 만병통치약이 아닌가 싶을 정도로 마음이 끌리게 되었습니다.

　그날 찾아간 김에 두 박스를 구입하여 집으로 돌아와 수시로 간식처럼 먹었는데, 지금까지 90~100kg을 왔다 갔다 하던 체중이 9

개월 만에 78kg까지 내려왔습니다. 혈압은 최고혈압 140mmHg에 최저혈압 90mmHg까지 내려왔으며, 지방간은 싹 사라지고 심장 박동도 정상 수준으로 회복되었다는 검사 결과가 나왔습니다.

  복음과도 같은 이 기쁜 소식에 고무되어 지금까지 먹던 혈압약과 심장 약은 모두 쓰레기통에 버렸습니다. 오직 효소 식품만 먹을 뿐인데 그 후 3개월이 지났지만 전혀 이상이 없습니다. 이런 것을 두고 기적이라 해야 할지 우연이라 해야 할지는 잘 모르겠습니다만, 아무튼 저에게는 참으로 큰 하늘의 축복이라 생각하여 간단히 체험기를 올립니다.

위궤양 · 대장염 · 당뇨 · 고혈압의 굴레에서 벗어나다

— 글쓴이 : **조순애**

사람은 참 간사한 것 같습니다. 불과 1년 전까지만 해도 저는 걸어 다니는 종합병원이라고 사람들에게 놀림을 받을 정도로 지옥에서 사는 기분이었지요. 지금은 건강을 되찾아 꿈같이 즐겁고 행복하기만 한 생활을 살고 있으니 1년이라는 사이에 이렇게 지옥과 천국을 사는가 싶어 참으로 격세지감이 드네요.

저는 올해 예순다섯 살입니다. 10여 년 전부터 위궤양과 역류성 식도염으로 인해 매일 속이 쓰리고 목에 뭐가 걸린 듯한 체증으로 고생하였으며, 대장염으로 설사와 변비가 심하였습니다. 협심증과 고지혈증 · 고혈압으로 손발의 저림 증세와 두통이 심하여 고기 한 번 제대로 먹어보지를 못했으며, 퇴행성관절염으로 지하철 계단을 오르내리지 못하고 늘 엘리베이터를 이용하고 살았답니다.

  15년째 싸우고 있는 당뇨병과 간장병은 더욱 저를 괴롭혔습니다. 기억력과 시력이 몹시 약해졌으며, 체력이 떨어진 탓에 피로가 쉽게 와서 오후에는 거의 외출을 삼가고 집에만 있는데도 부종이 있어 아침에 자고 일어나면 다리가 퉁퉁 부어 몹시 고통스럽게 지내고 있었습니다. 밀크시슬과 다슬기가 간장병에 좋다고 하여 1년 가까이 먹어보았지만 가격이 너무 비싸서 계속 먹지 못하고 병원약만 복용하고 있는데, 해가 갈수록 더욱 나빠지기만 할 뿐 어느 것 하나 좋아지는 것이 없었어요.

  의사 선생님이 무관심하고 무성의한 사무적인 진료로 똑같은 처방을 10년 가까이 해주신 탓에 내성이 생겨 약의 단위를 높여보기도 하고 다른 약으로 바꾸어보기도 했지만 별다른 변화가 없었습니다.

  그러던 중 우리 아들이 어느 날 퇴근길에 효소 식품이라는 것을 한 박스 구입하여 사 가지고 왔어요. 회사의 동료 직원이 자기 어머님도 나와 비슷한 여러 가지 질병이 있었으나 이 효소 식품을 드시고 나았다며 만병통치약이라고 소개하기에 산 것이라고 했습니다. 먹어보니 맛도 고소하고, 과립 형으로 만들어져 있어 먹기 간편하고, 값도 비싸지 않은 등 여러 가지로 부담이 되지 않아 수시로 먹게 되었어요.

  그랬는데 효소 식품을 먹기 시작한 지 5일쯤 지나니까 어지럼증과 구토 증상이 심하여 겁이 나서 섭취를 중단하게 되었습니다.

제조회사에 물어보았더니 명현 반응이라고 했습니다. 명현 반응이 나타나지 않는 사람도 있으나 그런 증세가 있는 것이 더 좋은 일이라며 중단하지 말고 계속 드시라더군요.

집을 수리할 때에도 처음에는 먼지도 나고 소음도 나곤 하지만 수리가 끝나면 깨끗해지듯이, 우리의 몸도 처음 수리에 들어가면 여러 가지 증세가 더 악화되는 등 명현 반응이 일어나다가 얼마 지나면 사라지고 몸이 좋아진다는군요.

일리가 있는 것 같아서 계속 먹었습니다. 열흘쯤 지나자 진짜로 어지럼증과 구토 증상이 사라지고, 우선 속이 편안하며 배변이 시원시원해서 좋았습니다. 화장실에 가면 길 때는 30분을 앉았다가도 변을 보지 못한 채 그냥 일어서는 경우도 있었고 대부분 10분 이상 고생했었는데, 요즈음은 2~3분이면 시원하게 뚝딱 끝내고 나오니까 몸이 가볍고 기분이 아주 상쾌하네요.

우선 속이 편하니 사는 것 같아서 효소 식품을 더 자주 찾게 되었으며, 먹은 지 3개월이 지나자 신기하게도 손과 발의 저림 증상이 사라지고 두통도 현저히 줄어들었어요. 병원에 가서 검사를 해보고 싶은 충동을 억누를 수 없더군요. 그러나 검사 비용이 만만치 않아 좀 더 좋아질 때까지 기다리고 있었는데, 아들이 더 궁금해하면서 이번 달에 보너스 탄 것 있으니 종합검진을 해보자고 조르더군요.

효소식품을 먹은 지 5개월째, 드디어 종합검사를 하고 일주일 후 결과가 나왔습니다. 의사 선생님께서 검사를 다시 해봐야 될 것 같다고 약간 농담조의 말을 하면서 저를 쳐다보지 않겠어요? 10년 가까이 평균적으로 나오던 수치와 너무 차이가 많이 나는 결과가 나왔답니다. 그래서 자초지종을 말씀드렸더니 "효소는 좋지요. 그러나 이렇게 좋은 결과가 나왔다는 것은 거의 이변입니다. 이제는 약을 많이 줄여야겠으며 몇 가지는 끊어도 되겠어요"라며 아주 좋아하셨습니다.

아직 약간의 통증은 있지만 난간을 잡고 혼자서 지하철역의 계단을 오르내릴 수 있으니 엘리베이터를 타던 시절을 생각하면 정말로 다 나은 것 같은 기분입니다. 당뇨 수치가 200mg/dℓ 이하로 내려온 적이 없었으나 이번 종합검사에서 150mg/dℓ이 나왔고요. 고혈압은 최고혈압 130mmHg에 최저혈압 85mmHg로 약을 끊어도 될 정상 수치랍니다. 위궤양과 역류성 식도염, 대장염의 염증은 경과를 보아가며 약을 끊겠다고 하셨으니 몇 달 뒤에는 모든 병원 약을 다 끊어보려고 합니다.

나의 천사가 내 인생을 바꿔줬어요

— 글쓴이 : **박정근**

40대 후반인 저는 식도에서부터 위장·소장·대장까지 소화기관이 모두 망가질 정도로 염증이 심하여 음식을 제대로 먹을 수 없어 2007년 1월 초에 모 대학병원에서 위장 절제 수술을 받았습니다. 저는 배운 것도 없고 가진 것도 없으며 마땅한 직장도 없이 이것저것 닥치는 대로 일하다가 일이 없으면 술로 시간을 보내는 경우가 많았습니다.

40세가 넘도록 결혼도 못하고 노총각 신세인 데다 일정한 일자리도 없이 살아가니 아무래도 무절제한 생활이 많아지게 마련이었지요. 그로 인해 식사를 멀리하고 술과 더 가까이 지냈습니다. 어느 때는 일주일 동안 쌀 한 톨 먹지 않고 술로만 사는 경우도 있었습니다.

그러다 보니 영양 부족과 소화기관의 손상으로 병원 수술을 두

번이나 받았으면서도 저의 의지력과 결단력 부족으로 같은 실수를 자꾸 반복하게 되었답니다.

그런데 이번에는 의사 선생님도 성공 가능성은 50%를 장담할 수 없다고 할 정도로 보통 수술이 아니었습니다. 위장은 염증이 워낙 심해 수술을 할 수 없어 절제하였고, 소장으로 위를 대신할 수 있게 만들었으나 소장과 대장도 기능이 최악으로 나빠져 장장 8시간이나 수술을 했다니 살아남은 것이 기적이라고 생각합니다.

술의 폐해가 이렇게 큰데도 중독되면 거기에서 벗어나지 못하는 무서움을 알았으니 앞으로는 절대 금주를 하겠다고 굳게 다짐하고 퇴원하였지만, 한 달을 넘기지 못하고 또 술을 마시게 되었습니다. 소화기관의 염증은 날로 악화되기만 하고 몸은 점점 쇠약해갔으니 이러는 자신이 미워졌고 살고 싶은 의욕도 점점 떨어져 자포자기 일보 직전까지 갔었지요.

그때 저에게 천사가 나타났습니다. 지인의 소개로 알게 된 지금의 아내와 맞선을 본 지 두 달 만에 결혼을 약속하고 6개월 후에 결혼식을 올렸습니다. 이 천사를 만나고부터는 한 잔의 술도 입에 대지 않았답니다. 사랑의 힘이 알코올 중독의 힘을 이긴 것이지요. 지금까지 1년이 흘렀지만 아직까지, 아니 죽을 때까지 술은 마시지 않을 것입니다.

한 가지 걱정은 술을 마실 때 발병하였던 소화기관의 각종 증상들(속쓰림과 구토, 소화불량, 신물이 넘어옴, 명치끝이 더부룩함, 설사, 변비 등)은 아직도 남아 있어 아무리 약을 먹어도 고통은 해결되지 않았습니다. 그런데 이것 역시 또 천사가 해결을 해주었습니다.

하루는 아내가 "염증에는 항생제가 좋지만, 항생제에는 내성이 있고 중독성이 있어서 단위를 자꾸 높여야 되잖아요? 효소로 치료를 하면 장내 환경을 유해 환경에서 유익 환경으로 바꾸어주기 때문에 근본적인 치료가 될 수 있어요"라면서 효소 한 통을 구해 온 것입니다.

가격도 병원약에 비해 크게 비싸지 않고 맛도 좋아서 그날부터 먹기 시작하였습니다. 첫날부터 소화가 잘 되고 속이 편해지더니 20여 일이 지나자 더 이상 쓰리거나 신물이 넘어오지 않았습니다. 특히 효소는 세포 재생 효과가 뛰어나기 때문에 소화기관의 점막 부분의 세포 재생이 빠르게 진행되었나 봅니다.

그 후 4개월이 지난 뒤 병원에서 전반적인 검사를 했습니다. 정상 수준에는 조금 못 미쳐도 식도·위장·십이지장·췌장·비장·소장·대장 등 대부분의 소화기관들이 놀랄 정도로 많이 좋아졌으며, 간장·신장도 전보다 훨씬 좋아졌다고 의사 선생님께서 칭찬을 해주셨습니다.

이렇게 되고 보니 인생은 새옹지마라는 말을 다시 한 번 되새겨보게 되고, 저에게 아내만 천사인 줄 알았는데 효소도 빼놓을 수 없는 천사라는 것을 알게 되었답니다. 희망이 없던 제 인생이 이렇게 바뀔 줄이야 꿈에도 생각하지 못했었는데, 아내를 만나고부터 그리고 효소 때문에…….

면역력을 높이는 효소건강법

2013년 4월 10일 초판 1쇄 발행
2013년 7월 10일 초판 2쇄 발행

지은이 김태호
펴낸이 김숭빈
펴낸곳 도서출판 다문
주소 서울특별시 성북구 보문동7가 80-1호
등록 1989년 5월 10일
등록번호 제6-85호
전화 02-924-1140
팩스 02-924-1147
이메일 bookpost@naver.com

책값은 표지의 뒷면에 있습니다.

ISBN 978-89-7146-044-3 13510

※저자와 협의에 의하여 인지 부착을 생략합니다.